高龄者早期胃癌 ESD 的现状及存在的问题

日本《胃与肠》编委会　编著

《胃与肠》翻译委员会　译

U0198467

辽宁科学技术出版社

·沈阳·

Authorized translation from the Japanese Journal, entitled
胃と腸　第55巻 第12号
高齢者早期胃癌ESDの現状と問題点
ISSN：0536-2180
編集：「胃と腸」編集委員会
協力：早期胃癌研究会
Published by Igaku-Shoin LTD., Tokyo Copyright © 2020

Simplified Chinese Characters published by Liaoning Science and Technology Publishing House, Copyright © 2023.

© 2023辽宁科学技术出版社
著作权合同登记号：第06-2021-225号。

图书在版编目（CIP）数据

高龄者早期胃癌ESD的现状及存在的问题/日本《胃与肠》编委会编著；《胃与肠》翻译委员会译. —沈阳：辽宁科学技术出版社，2023.4

ISBN 978-7-5591-2917-8

Ⅰ.①高… Ⅱ.①日… ②胃… Ⅲ.①胃癌—内窥镜检 Ⅳ.① R735.2

中国国家版本馆CIP数据核字（2023）第 034518号

出版发行：辽宁科学技术出版社
　　　　（地址：沈阳市和平区十一纬路25号　邮编：110003）
印 刷 者：辽宁新华印务有限公司
经 销 者：各地新华书店
幅面尺寸：182 mm×257 mm
印　　张：6.75
字　　数：160千字
出版时间：2023 年 4 月第 1 版
印刷时间：2023 年 4 月第 1 次印刷
责任编辑：卢山秀
封面设计：袁　舒
版式设计：袁　舒
责任校对：栗　勇

书　　号：ISBN 978-7-5591-2917-8
定　　价：98.00元

编辑电话：024-23284363
E-mail：lkbjlsx@163.com　　《胃与肠》官方微信：15640547725
邮购热线：024-23284502

目　录

高龄者早期胃癌 ESD 的现状及存在的问题

小野 裕之[1]

[1] 静冈県立静冈がんセンター内視鏡科.
〒 411-8777 静冈県駿東郡長泉町下長窪 1007 番地　E-mail : h.ono@scchr.jp.

关键词　**高龄者　早期胃癌　内镜黏膜下剥离术（ESD）**
适应证　剩余寿命

大家大概都听说过 "1% barrier" 这个词吧？

以 T1a（M）早期胃癌外科切除后的疾病特异性 5 年生存率为 99% 的报道为依据，现在要求不伴有淋巴结清扫的内镜切除对象的转移风险小于 1%。因此，在专家中将其俗称为 "1% barrier"。

在 20 世纪 80 年代后期，人们开发出内镜黏膜下剥离术（endoscopic submucosal dissection，ESD），这使得此前一直被认为难以切除的大病变和伴有溃疡瘢痕的病变的切除在技术上也成了可能，但为了这个 "1% barrier"，即使是目前作为标准治疗施行 ESD 的病变，也曾经不得不劝说患者接受外科切除。此后，根据对大量外科切除病例的研究，通过重新设定转移风险小于 1% 的对象组，并进一步实施前瞻性试验，适应证逐渐扩大到现行的诊疗指南中所记载的标准适应证病变。

另一方面，日本达到了世界最高的平均寿命（2018 年 WHO），换句话说，日本是世界上老龄化程度最高的国家。因此，即使在幽门螺杆菌（*Helicobacter pylori*）感染明显减少的现在，在老年人中常见的胃癌，虽然年龄调整后的患病率在减少，但粗略患病率仍是持平或在增加。

很多内镜医生都会这么想："80 岁以上的患者，如果病变有 2% ～ 3% 的转移风险，建议其接受外科切除真的正确吗？"伴随着生物统计学的思考方式的普及，应该考虑的不是疾病特异性生存率，而是应该考虑总生存率，或者是考虑患者的生存预后，采用像 ESD 这样的能够保证生活质量（quality of life，QOL）的微创治疗不是也可以吗？在这样的潮流中，在诊疗指南中也开始记载：作为相对适应证，对于不满足适应证条件的早期胃癌，结合患者的状况和诊断意义，也有适合内镜治疗的情况。

图 1 是静冈癌症中心成立至 2019 年，对罹患胃癌或胃腺瘤的 ESD 患者平均年龄的逐年变化。2002 年平均为 67.8 岁，而 2019 年为 72.7 岁，平均年龄在逐年增加。另外，在最早期和最近 3 年间的胃 ESD 病例中，80 岁以上患者所占的比例从 12.7% 增加到了 22.7%，明显增加（**图 2**）。

对于高龄者的早期胃癌，我们应该如何应对呢？如前所述，虽然也有可以考虑疾病预后和 QOL 进行判断的情况，但作为其判断依据的数据不太明确。从**表 1**所示的根据简易生命表得到的平均剩余寿命来看，如果是 80 岁的男性的话，一般认为可能还有 8.5 年左右的剩余寿命。如果发现了 T1a（M）癌，大概这种癌会影响预后吧？为此，虽然我们需要了解胃癌的自然进展史，但在一般情况下，不太会有不做任何治疗的追踪随访，直至观察到恶化的情况。

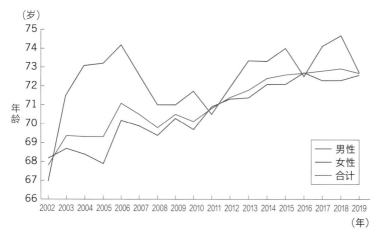

图1 胃癌/胃腺瘤的ESD患者平均年龄的逐年变化。
（静冈癌症中心）

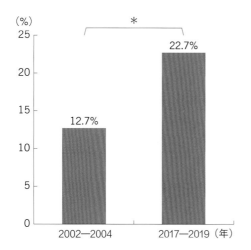

图2 胃癌ESD病例中80岁以上患者所占比例的不同年度比较。*：$P < 0.001$。
（静冈癌症中心）

表1 根据简易生命表得到的80岁以上人群的平均剩余寿命

	男性	女性
80岁	8.57年	11.59年
85岁	6.18年	8.30年
90岁	4.41年	5.76年

〔根据"厚生劳働省. 平成22年简易生命表的概况1　主な年龄的平均剩余寿命　表1　主な年龄的平均剩余寿命とその延び. https：//www.mhlw.go.jp/toukei/saikin/hw/life/life10/01.html（2020年9月28日访问）"作成〕

虽然有一些报道，但遗憾的是没有关于大量病例的报道，因为胃癌的发育进展形式具有多样性，因此其偏差也很大。关于胃癌的发育进展，2008年出版的长浜医生的论文集总结得很好，详细内容请参考原著，本文仅展示其图示胃癌自然发展过程的部分（**图3**）。据此，在胃癌的平均发育情况下，T1a（M）癌进展为晚期癌需要 8 ~ 11 年。在高龄者的情况下，需要考虑胃癌的进展速度和剩余寿命之间的平衡，或

许也有并不一定需要治疗的情况。

另一方面，这张图毕竟是平均值，根据病变的不同，也确实存在经过 2 ~ 3 年病变进展了的病例。笔者认为，作为临床医生需要充分考虑癌的异型程度和患者的全身状态等进行判断。

另外，就像长浜医生的论文中也提到的那样，一般认为 SM 癌在 2 ~ 3 年恶化的病例很多。当然是要考虑治疗，但是否都应该施行现在的标准治疗——外科切除呢？在本书的布部医生的论文、关口医生的论文中也都提到了Stage I 的外科切除病例的预后。根据上述论文的报道，术后 90 天内死亡的 80 岁以上患者超过 1%。能够接受手术的对象是维持着一定程

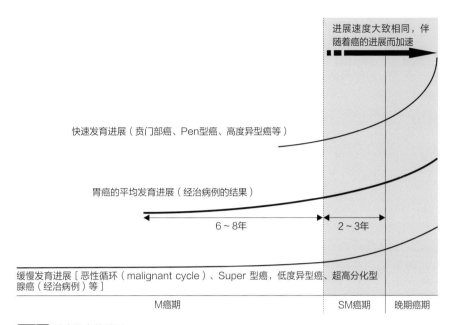

进展速度大致相同，伴随着癌的进展而加速

快速发育进展（贲门部癌、Pen型癌、高度异型癌等）

胃癌的平均发育进展（经治病例的结果）

6～8年　2～3年

缓慢发育进展〔恶性循环（malignant cycle）、Super 型癌，低度异型癌、超高分化型腺癌（经治病例）等〕

M癌期　SM癌期　晚期癌期

图3 胃癌的自然进展。
〔转载自 "長浜孝，他. 内視鏡的経過例からみた早期胃癌の深達度と時間的推移—特にM癌からSM癌への発育進展速度に関与する遅速因子について. 胃と腸 43：1735–1751, 2008"，有改编〕

度的体力状态（performance status）的患者。尽管如此，死亡率还是超过了1%，不禁让人产生疑问，对于80岁以上的患者来说，"1% barrier"还有意义吗？关口医生等已经开始了以高龄者为对象的扩大 ESD 适应证为目的的临床试验。

因此，如本文前面所述，对于高龄者有必要在考虑剩余寿命和 QOL 的同时判断是否是治疗的适应证。在这个时候，要根据高龄者胃癌的病理学特征，并必须注意到高龄者特有的偶发性并发症。

在本书中把 80 岁以上定义为高龄者。本书介绍了高龄者早期胃癌 ESD 的现状并提出了存在的问题，并为解决这些问题组织了合适的主题和主题研究论文。笔者希望本书在今后考虑高龄者的 ESD 时能成为读者的一个好参考。

参考文献

[1]笹子三津留，木下平，丸山圭一. 早期胃癌の予後. 胃と腸 28: 139–146, 1993.
[2]Ono H, Kondo H, Gotoda T, et al. Endoscopic mucosal resection for treatment of early gastric cancer. Gut 48; 225–229, 2001.
[3]Gotoda T, Yanagisawa A, Sasako M, et al. Incidence of lymph node metastasis from early gastric cancer: estimation with a large number of cases at two large centers. Gastric Cancer 3; 219–225, 2000.
[4]Hirasawa T, Gotoda T, Miyata S, et al. Incidence of lymph node metastasis and the feasibility of endoscopic resection for undifferentiated-type early gastric cancer. Gastric Cancer 12; 148–152, 2009.
[5]Hasuike N, Ono H, Boku N, et al. A non-randomized confirmatory trial of an expanded indication for endoscopic submucosal dissection for intestinal-type gastric cancer（cT1a）: the Japan Clinical Oncology Group study（JCOG0607）. Gastric Cancer 21; 114–123, 2018.
[6]厚生労働省. 平成22年簡易生命表の概況　1　主な年齢の平均余命　表1　主な年齢の平均余命とその延び. https://www.mhlw.go.jp/toukei/saikin/hw/life/life10/01.html（2020年9月28日アクセス）.
[7]長浜孝，松井敏幸，槇信一朗，他. 内視鏡的経過例からみた早期胃癌の深達度と時間的推移—特にM癌からSM癌への発育進展速度に関与する遅速因子について. 胃と腸 43: 1735–1751, 2008.
[8]Nunobe S, Oda I, Ishikawa T, et al. Surgical outcomes of elderly patients with stage I gastric cancer from the nationwide registry of the Japanese Gastric Cancer Association. Gastric Cancer 23; 328–338, 2020.

高龄者早期胃癌的病理学特征

新井 富生 [1]

野中 敬介

小松 明子

井下 尚子

相田 顺子 [2]

石渡 俊行

松川 美保 [3]

西村 诚 [3-4]

上垣 佐登子 [3]

吉田 孝司 [5]

金泽 伸郎

摘要● 为了阐明80岁以上高龄者早期胃癌的病理学特征，以内镜切除的232例250处病变和外科切除的74例86处病变为对象，分为80岁以上的"高龄者"组和79岁以下的"非高龄者"组对临床病理学表现进行了比较研究。其结果，在高龄者组女性患者比例明显增加，隆起型病变明显增加。另外，在外科切除病例中，关于组织分型方面，低分化腺癌的比例有增加的趋势。当与晚期癌相比时，虽然高龄者组早期胃癌中分化型癌所占比例极高，但组织混合型的出现与年龄之间没有关系。在此次研究中，在高龄者组中有的早期胃癌的病理学特征与以往作为高龄者（65岁以上）的早期胃癌的病理学特征而被人们所知的表现（发生于幽门部、隆起型、分化型癌、多发性癌增加，低淋巴结转移率）基本相同，有其特征变得更加明显的趋势。

关键词 早期胃癌　高龄者　内镜切除　内镜黏膜下剥离术（ESD）
临床病理学表现

[1] 東京都健康長寿医療センター病理診断科　〒 173-0015 東京都板橋区栄町
　　35-2　E-mail: arai@tmig.or.jp
[2] 東京都健康長寿医療センター研究所老年病理学研究チーム（高齢者がん）
[3] 東京都健康長寿医療センター消化器・内視鏡内科
[4] Department of Gastroenterology, Memorial Sloan Kettering Cancer Center
[5] 東京都健康長寿医療センター外科

前言

　　胃癌和结肠癌、肺癌一样均是在高龄者常见的代表性恶性肿瘤。据报道，到目前为止所进行的关于高龄者胃癌的调查和研究显示，发生于幽门部、分化型癌、多发性癌的增加，低淋巴结转移率，以及显示微卫星不稳定性的癌的增加等是其主要的特征。但是，其中很多是将65岁以上或者70岁以上定义为高龄者的研究或者是包括晚期癌在内的研究。在内镜治疗被引入早期胃癌的标准治疗的现今，由于遇到

高龄者早期胃癌的机会也在逐渐增加，因此关于其临床研究结果的报道也在增加。另一方面，从运动功能、认知功能、疾病发病率等观点出发，考虑到现在的75岁以上大约相当于以前的65岁以上患者一样常见，重新修订高龄者定义的时机已经到来。实际上，日本老年学会、日本老年医学会已经提出将75～89岁作为高龄者对待，将90岁以上作为超高龄者对待。因此，此次就设想今后在日常诊疗中有应对的机会，但尚未充分阐明其特征的80岁以上高龄者早期胃癌的病理学特征进行研究，并加以报道。

对象

以 2014 年 1 月—2018 年 12 月 5 年间在东京都健康长寿医疗中心施行了内镜黏膜下剥离术（endoscopic submucosal dissection，ESD）的早期胃癌 232 例 250 个病变和施行了外科切除的早期胃癌 74 例 86 个病变为研究对象。还有，为了与早期癌进行比较，还以晚期胃癌 88 例 90 个病变为研究对象。另外，在本研究中也包含有许多相当于胃癌治疗指南中内镜治疗相对适应证病变的病例，这是由于针对高龄者的并发症和社会因素等扩大了内镜治疗的适应证所导致的。对各个病例均通过协商会决定治疗方针，向患者及家属充分说明，得到同意后慎重地实施。本研究已通过本中心的研究伦理审查委员会审查批准（批准号 R19-37）。

方法

就患者的年龄、性别以及肿瘤的发生部位、肉眼分型、肿瘤的最大直径、组织分型、浸润深度、淋巴管浸润、血管浸润等病理学指标进行了研究。关于外科切除病例，还研究了淋巴结转移。组织分型根据日本的《胃癌处置规则（第 15 版）》进行分类。关于组织混合型，将第 2 种、第 3 种组织型占病变总体的 10% 以上，或第 1 种组织型为分化型癌时即使含有少量未分化型癌成分的肿瘤定义为组织混合型癌。在本研究中，根据病变切除日的患者年龄，将 80 岁以上者分类记载为"高龄者"，79 岁以下者分类记载为"非高龄者"，进行统计学分析。$P < 0.05$（双侧）判定为有显著性差异。

结果

1. 内镜切除的早期胃癌的临床病理学特征

内镜切除的早期胃癌的临床病理学特征如表 1 所示。在内镜切除对象患者的性别方面见有显著性差异。非高龄者（中位数 75 岁，年龄分布 49 ~ 79 岁）的男女比为 83：35，而高龄者（中位数 84 岁，年龄分布 80 ~ 94 岁）的

男女比为 64：50，女性的比例明显增加（$P = 0.0294$）。同时性多发性胃癌的发生率在高龄者和非高龄者之间未见显著性差异。即使 90 岁以上也有 11% 的多发性癌比例。

在发生部位方面，虽然未观察到年龄所引起的明显差异，但发生于胃下部的病变在非高龄者（49%）和高龄者（44%）均为最多，在 90 岁以上为 70%。肉眼分型呈 0-Ⅰ型和 0-Ⅱa 型隆起样病变的比例在非高龄者的 126 个病变中有 64 个病变（51%），而在高龄者的 124 个病变中有 89 个病变（72%），比例明显增高（$P = 0.0051$）。另外，0-Ⅱc 型在非高龄者组为 56 个病变（44%），高龄者组为 29 个病变（23%），高龄者组的比例明显降低。

关于组织分型方面，虽然未见显著性差异，但分化型癌中，中分化管状腺癌（tub2）占优势的病例在非高龄者组为 7 个病变（6%），而在高龄者组为 18 个病变（15%），比例稍高。显示组织混合型病变的比例也未见因年龄而引起的显著性变化。在浸润深度方面，病变停留在黏膜内的病例的比例两组均为 86%，无显著性差异。淋巴管浸润和血管浸润方面也未见年龄所引起的明显变化。即使从组织分型与壁浸润深度之间的关系来看，在非高龄者与高龄者之间也未见明显差异（表 2）。

2. 外科切除的早期胃癌的临床病理学特征

作为外科切除对象的早期胃癌的临床病理学特征如表 3 所示。在外科切除对象病例的高龄者（中位数 84 岁，年龄分布 80 ~ 93 岁）和非高龄者（中位数 74 岁，年龄分布 48 ~ 79 岁）早期胃癌患者之间未见明显的性别差异。同时性多发性胃癌的发生率在非高龄者组为 6 例（16%），在高龄者组为 8 例（22%），组间无显著性差异。但是，在 90 岁以上组，6 例中有 4 例（66%）是多发性癌。

病变发生部位、肉眼分型、肿瘤直径几方面均未见年龄引起的明显差异。关于组织分型方面，在高龄者组有高分化管状腺癌（tub1）所占比例较高的趋势，在非高龄者组有低分化

表1 早期胃癌ESD病例的临床病理学特征

	非高龄者（≤79岁） 118例126个病变	高龄者（≥80岁） 114例124个病变	P值
性别			
男性	83（70%）	64（56%）	0.0294
女性	35（30%）	50（44%）	
同时性多发性胃癌数			
1	111（94%）	105（92%）	0.8255
2	6（5%）	8（7%）	
3	1（1%）	1（1%）	
部位			
U	11（9%）	17（14%）	0.4136
M	50（40%）	52（42%）	
L	62（49%）	54（44%）	
残留	3（2%）	1（1%）	
肉眼分型			
0-Ⅰ	7（6%）	8（6%）	0.0051
0-Ⅱa	57（45%）	81（65%）	
0-Ⅱb	6（5%）	6（5%）	
0-Ⅱc	56（44%）	29（23%）	
肿瘤直径中位数（范围）	13（1~85）mm	15（1~111）mm	0.2693
组织分型			
tub1	110（87%）	102（82%）	0.0876
tub2	7（6%）	18（15%）	
pap	4（3%）	1（1%）	
por	3（2%）	3（2%）	
sig	2（2%）	0（0）	
组织混合型	30（24%）	23（20%）	0.3089
浸润深度			
pT1a（M）	108（86%）	107（86%）	0.9820
pT1b1（SM1）	7（6%）	7（6%）	
pT1b2（SM2）	11（9%）	10（8%）	
脉管浸润			
Ly（+）	7（6%）	8（6%）	0.7655
V（+）	8（6%）	8（6%）	0.9736

表2 早期胃癌ESD病例的浸润深度与组织分型之间的关系

浸润深度	非高龄者（≤79岁）						高龄者（≥80岁）					
	tub1	tub2	pap	por	sig	小计	tub1	tub2	pap	por	sig	小计
pT1a（M）	96（13）	2（0）	4（4）	3（3）	2（1）	108（21）	93（6）	11（6）	1（0）	2（2）	0	107（14）
pT1b1（SM1）	7（3）	0	0	0	0	7（3）	4（1）	3（2）	0	0	0	7（3）
pT1b2（SM2）	7（2）	4（4）	0	0	0	11（6）	5（3）	4（3）	0	1（0）	0	10（6）
合计	110（18）	6（4）	4（4）	3（3）	2（1）	126（30）	102（10）	18（11）	1（0）	3（2）	0	124（23）

显示浸润深度和优势组织型之间的关系。括弧内表示呈组织混合型的病变数。

表3 早期胃癌外科切除病例的临床病理学特征

	非高龄者（≤79岁） 37例42个病变	高龄者（≥80岁） 37例44个病变	P值
性别			
男性	26（70%）	26（70%）	1.0000
女性	11（30%）	11（30%）	
同时性多发性胃癌数			
1	31（84%）	29（78%）	0.6149
2	4（11%）	6（16%）	
3	2（5%）	1（3%）	
4	0（0）	1（3%）	
部位			
U	4（10%）	4（9%）	0.3535
M	13（31%）	20（45%）	
L	25（60%）	19（43%）	
残留	0（0）	1（2%）	
肉眼分型			
0-Ⅰ	3（7%）	8（18%）	0.3034
0-Ⅱa	12（29%）	15（34%）	
0-Ⅱb	7（17%）	2（5%）	
0-Ⅱc	17（40%）	17（39%）	
类似晚期癌型	3（7%）	2（5%）	
肿瘤直径中位数（范围）	23.5（2~105）mm	23.5（5~88）mm	0.9724
组织分型			
tub1	21（50%）	30（68%）	0.0638
tub2	12（29%）	6（14%）	
pap	0（0）	2（5%）	
por	3（7%）	5（11%）	
sig	6（14%）	1（2%）	
组织混合型	20（48%）	19（43%）	0.6795
浸润深度			
pT1a（M）	25（60%）	23（52%）	0.3505
pT1b1（SM1）	3（7%）	1（2%）	
pT1b2（SM2）	14（33%）	20（45%）	
脉管浸润			
Ly（+）	13（31%）	12（27%）	0.8134
V（+）	17（40%）	15（34%）	0.6562
淋巴结转移			
pN0	36（86%）	42（95%）	0.2198
pN1	2（5%）	2（5%）	
pN2	3（7%）	0（0）	
pN3	1（2%）	0（0）	

表4 晚期胃癌外科切除病例的临床病理学特征

	非高龄者（≤79岁） 47例48个病变	高龄者（≥80岁） 41例42个病变	P值
性别			
男性	36（77%）	18（44%）	0.0017
女性	11（23%）	23（56%）	
同时性多发性胃癌数			
1	43（91%）	35（85%）	0.3666
2	4（9%）	6（15%）	
3	0（0）	0（0）	
4	0（0）	0（0）	
部位			
U	13（27%）	6（14%）	0.0586
M	17（35%）	13（31%）	
L	15（31%）	23（55%）	
残留	3（6%）	0（0）	
肉眼分型			
0	6（13%）	1（2%）	0.2826
1	2（4%）	3（7%）	
2	17（35%）	20（48%）	
3	13（27%）	14（33%）	
4	5（10%）	3（7%）	
5	5（10%）	1（2%）	
肿瘤直径中位数（范围）	60（10~240）mm	67（22~220）mm	0.3196
组织分型			
tub1	5（10%）	6（14%）	0.8101
tub2	17（35%）	17（40%）	
pap	0（0）	0（0）	
por1	12（25%）	11（26%）	
por2	10（21%）	7（17%）	
sig	0（0）	0（0）	
muc	3（6%）	1（2%）	
其他组织型	1（2%）	0（0）	
组织混合型	36（75%）	35（83%）	0.4394
浸润深度			
pT2（MP）	12（25%）	8（19%）	0.2432
pT3（SS）	21（44%）	14（33%）	
pT4a（SE）	11（23%）	18（43%）	
pT4b（SI）	4（8%）	2（5%）	
脉管浸润			
Ly（+）	45（94%）	38（90%）	0.701
V（+）	44（92%）	41（98%）	0.3665
淋巴结转移			
pN0	17（35%）	18（43%）	0.001
pN1	9（19%）	6（14%）	
pN2	8（17%）	10（24%）	
pN3	14（29%）	9（21%）	

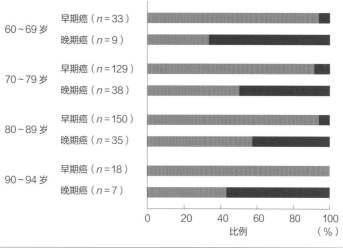

图1 不同进展程度胃癌的组织分型随年龄的变化，显示了不同年龄、不同进展程度的优势组织型所占的比例。早期癌在60～89岁患者中分化型癌的比例达到90%以上，90岁以上患者中分化型癌的比例达到100%；另一方面，在晚期癌中未分化型癌的比例增加到43%～67%。

腺癌（por）或印戒细胞癌（sig）所占比例较高的趋势（非高龄者组21%，高龄者组13%）。浸润深度、脉管浸润、淋巴结转移几方面在组间未见显著性差异。但是，淋巴结转移率在非高龄者组为14%，在高龄者组为5%，在高龄者组有较低的趋势。

3. 外科切除的晚期胃癌的临床病理学研究

外科切除的晚期胃癌的临床病理学特征如**表4**所示。外科切除对象患者的男女比在非高龄者（中位数75岁，年龄分布59～79岁）为36 : 11，在高龄者（中位数86岁，年龄分布80～94岁）为18 : 23，高龄者中女性患者明显较多。

同时性多发性胃癌的比例在非高龄者和高龄者分别为9%和15%，组间未见显著性差异，但90岁以上为29%。尽管未见年龄所引起的病变发生部位的明显差异，但在高龄者组发生于胃下部的肿瘤增加到了55%。虽然肉眼分型方面也未见显著性差异，但在高龄者组表现为2型和3型的肿瘤占总体的81%（非高龄者组为62%）。在肿瘤直径、组织分型、浸润深度、淋巴管浸润、血管浸润方面均未见年龄所引起的明显差异。在高龄者组淋巴结转移发生率较低。

4. 不同年龄、不同进展程度的胃癌的组织分型

因为早期癌和晚期癌的组织分型的构成比例之间见有差异，为了详细分析，将60岁以上的病例按每10岁进行分组，分析在早期癌和晚期癌中分化型癌和未分化型癌各占有多大的比例（**图1**）。在60岁以上的无论哪个年龄段，早期癌中均是分化型癌占优势，而在晚期癌中分化型癌和未分化型癌的比例几乎相同。这一特征在60～89岁组均可以观察到。

5. 不同年龄、不同部位的早期胃癌的黏膜下浸润率

分别对早期胃癌的ESD病例和外科切除病例比较分析了不同年龄组的病变占据部位和黏膜下浸润率（**表5**）。其结果，不同年龄组的癌黏膜下浸润率未见显著性差异，但在发生于胃上部的癌，黏膜下浸润率明显高于其他部位（$P = 0.0096$）。

6. 不同年龄、不同瘤体直径的早期胃癌的黏膜下浸润率

分别对早期胃癌ESD病例和外科切除病例

占据部位	非高龄者（≤79岁）	高龄者（≥80岁）	合计
ESD病例			
U	4/11 （36%）	4/17 （24%）	8/28 （29%）
M	8/50 （16%）	6/52 （12%）	14/102 （14%）
L	5/62 （8%）	7/54 （13%）	12/116 （10%）
残留	1/3 （33%）	0/1 （0）	1/4 （25%）
小计	18/126 （14%）	17/124 （14%）	35/250 （14%）
外科切除病例			
U	4/4 （100%）	3/4 （75%）	7/8 （88%）
M	5/13 （39%）	9/20 （45%）	14/33 （42%）
L	8/25 （32%）	8/19 （42%）	16/44 （36%）
残留	0/0 （—）	1/1 （100%）	1/1 （100%）
小计	17/42 （40%）	21/44 （48%）	38/86 （44%）
合计	35/168 （21%）	38/168 （23%）	73/336 （22%）

表5 不同年龄、不同部位早期胃癌的黏膜下浸润率

ESD病例：$P=0.0845$；外科切除病例：$P=0.0370$；早期胃癌总体：$P=0.0096$。

肿瘤直径（mm）	非高龄者（≤79岁）	高龄者（≥80岁）	合计
ESD病例			
<20	12/90 （13%）	7/84 （8%）	19/174 （11%）
21~30	4/21 （19%）	3/19 （16%）	7/40 （18%）
31~40	0/8 （0）	1/6 （17%）	1/14 （7%）
>40	2/7 （29%）	6/15 （40%）	8/22 （36%）
小计	18/126 （14%）	17/124 （14%）	35/250 （14%）
外科切除病例			
<20	5/20 （25%）	7/20 （35%）	12/40 （30%）
21~30	1/4 （25%）	5/11 （45%）	6/15 （40%）
31~40	5/7 （71%）	2/5 （40%）	7/12 （58%）
>40	6/11 （55%）	7/8 （88%）	13/19 （68%）
小计	17/42 （40%）	21/44 （48%）	38/86 （44%）
合计	35/168 （20%）	38/168 （23%）	73/336 （22%）

表6 不同年龄、不同肿瘤直径早期胃癌的黏膜下浸润率

ESD病例：$P=0.0097$；外科切除病例：$P=0.0019$；早期胃癌总体：$P=0.0013$。

比较分析了不同瘤体直径和不同年龄组的黏膜下浸润率（表6）。虽然未见年龄所引起的黏膜下浸润率的差异，但瘤体直径越大则黏膜下浸润率越高（$P=0.0013$）。另外，即使是同样大小的肿瘤，外科切除病例的黏膜下浸润率也比ESD病例高（$P=0.0004$）。

讨论

1. 男女比

根据2019年日本公益财团法人癌研究振兴财团的统计，2019年的预测胃癌患病人数为男性8.42万人，女性3.99万人，男女比为2.1∶1。另一方面，2020年1月的人口确定值为79岁以下的男性5723.9万人，女性5744.9万人，几乎相等（男女比=0.99∶1）；而80岁以上则为男性407.5万人，女性722.4万人，女性是男性的近2倍（男女比=0.56∶1）。在高龄者中女性患者所占比例的提高反映着背景的人口动态，一般认为年龄越大，女性患者就会相对增加。

2. 同时性多发性癌

在本研究中，同时性多发性癌的发生率在非高龄者和高龄者之间未见显著性差异。一般认为这是因为在65岁以上的人群中已经有可能10%左右的人发生多发性癌。据文献报道，多发性癌的发生率在40岁以下的年轻人中为2.9%，70岁以上约为13%，在高龄者多发性癌的发生率较高，85岁以上时进一步增加至19%。其中约半数为晚期癌和早期癌的组合，其余为早期癌和早期癌的组合。因此，推测在内镜治疗对象的早期癌病变中能够捕捉到的多发性癌的比例约为10%。根据日本最近的报道，同时性多发性早期胃癌的发生率为9.3%～12.1%，证实了上述推测是正确的。根据以上分析，在诊疗高龄者的胃癌患者时，意识到是否有多发性癌而进行检查是很重要的。这时容易忽略过去不呈现隆起的0-Ⅱb型和0-Ⅱc型肿瘤。另外，也有报道称在同时性多发性胃癌患者发生异时性癌的风险高，以及多发性胃癌患者有其他脏器癌的风险较高，所以在高龄者不仅要注意胃的多发性癌，兼顾到包

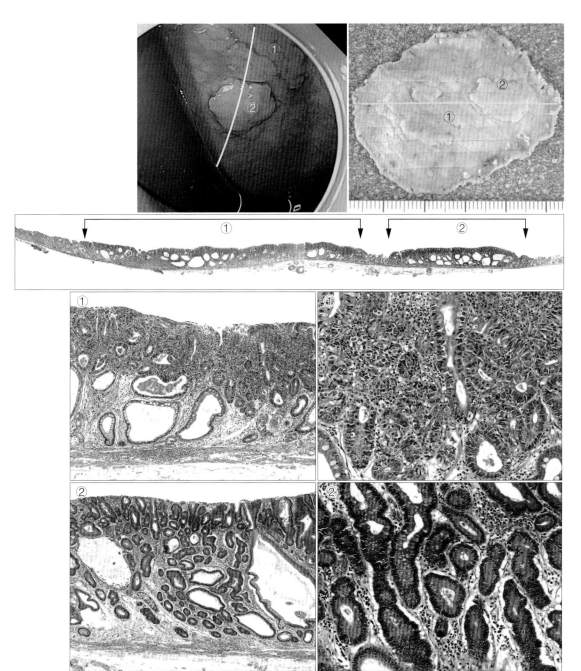

a	b
c	
d	e
f	g

图2 多发性早期癌的病理像（ESD病例）。80多岁，女性。在胃体下部后壁见有0-Ⅱa型癌相邻。两者之间有非肿瘤性黏膜存在，是各自独立的肿瘤。在组织分型方面也不同，肿瘤①为高分化~中分化管状腺癌，肿瘤②为高分化管状腺癌。图中的①、②分别表示肿瘤①和肿瘤②。

a 内镜像（白光观察）。黄线对应于微距像（c）。

b ESD标本的肉眼观察像（福尔马林固定，结晶紫染色后，切分后摄影）。黄线对应于微距像（c）。

c 微距像（HE染色）。在肿瘤①和肿瘤②之间未见连续性。

d,e 肿瘤①的组织病理像（HE染色）。见有高分化~中分化管状腺癌。d：低倍放大；e：高倍放大。

f,g 肿瘤②的组织病理像（HE染色）。见有高分化管状腺癌。f：低倍放大；g：高倍放大。

括其他脏器癌在内的全身状态非常重要。

在这里介绍 1 例同时性多发性早期胃癌病例，希望大家思考一下肿瘤的增殖。**图 2** 中所展示的是发生于 1 位 80 多岁女性胃体下部的 2 个 0-Ⅱa 型早期胃癌的内镜像和组织病理像。表面平坦的 0-Ⅱa 型癌和在表面见有轻度凹凸的 0-Ⅱa 型癌相互邻近。两者的优势组织病理学表现不同，1 个是高分化管状腺癌，1 个是中分化管状腺癌，而且中间存在有 1 mm 的非肿瘤性黏膜，所以是各自独立的肿瘤（长径分别为 17 mm 和 21 mm）。这样的肿瘤并不罕见，作为高龄者早期胃癌被发现。也有报道提示，在高龄者可见的最大径 40 mm 以上的早期癌有可能是 2 个以上的癌相碰撞而形成的"碰撞癌"。笔者认为如果本肿瘤在进一步增大后被发现的话，也有可能作为碰撞癌在外观上作为 1 个癌被捕捉到。

3. 发生部位

在本研究中，无论是早期胃癌的 ESD 病例还是外科切除病例，在非高龄者和高龄者均未观察到病变发生部位的差异。以往有报道称，胃癌在 40 岁以下的年轻人中多发生于胃的中部，在 65 岁以上的高龄者中多发生于胃的下部。在高龄者胃癌多发生于胃下部这一特征，在此次研究的 65 岁以上患者未见明显差异。但是，在 90 岁以上患者，发生于胃下部的早期胃癌 ESD 病例为 70%，早期胃癌外科切除病例为 40%，晚期胃癌外科切除病例为 86%，因此在超高龄者或许病变发生于胃下部的趋势更加明显。

4. 肉眼分型

在 ESD 病例中，高龄者早期癌多为 0-Ⅰ型、0-Ⅱa 型的隆起型较多。以往有报道称高龄者的胃癌中呈现隆起型的肿瘤较多，此次的研究也得出了同样的结果。一般认为，这反映了 90% 以上的高龄者早期胃癌是高分化～中分化管状腺癌和乳头状腺癌。

5. 组织分型

在 ESD 早期胃癌中，分化型无论在哪个年龄段的患者中均占 90% 以上。这当然是因为分化型是纳入内镜治疗适应证的条件，但是在早期胃癌外科切除病例中也有 80% 以上是分化型癌。另一方面，在晚期胃癌中，分化型癌在 79 岁以下为 45%，80 多岁为 52%，90 多岁为 43%，减少了一半。在以分化型癌发生的肿瘤中，伴随着病变的进展，混合有低分化趋势的成分是发生于 60 岁以上患者的胃癌的特征。与此相反，在年轻人中，伴随着以未分化型癌发生的肿瘤的进展，在保持未分化型癌优势的同时进行增殖。

在早期胃癌中，呈组织混合型肿瘤的发生现率和黏膜下浸润的程度未见由年龄不同引起的差异。根据最近的研究报道，混合有未分化型癌成分的分化型癌与瘤体直径、黏膜下浸润、脉管浸润有关。在组织混合型早期癌中，与单纯分化型癌相比，分化型癌占优势的组织混合型癌发病的平均年龄更年轻，这一结果有可能反映未分化型癌更容易发生在年轻人身上。

在这里展示 1 例呈组织混合型的早期癌病例。为发生于 90 多岁女性的幽门部小弯的 0-Ⅱb+Ⅱa 型早期胃癌，显示黏膜下浸润，但在黏膜内见有中分化管状腺癌和低分化腺癌（**图 3**）。在该肿瘤见有克罗恩病样淋巴反应（Crohn's-like lymphoid reaction）和肿瘤浸润性淋巴细胞（tumor-infiltrating lymphocyte）；免疫组织化学染色中，错位修复基因产物 MLH1/PMS2 呈阴性，MSH2/MSH6 呈阳性，提示有微卫星不稳定性。在 65 岁以上患者早期胃癌的约 15% 可以观察到微卫星不稳定性，随着年龄的增长其发生率增高。作为本研究对象的 80 岁以上高龄者中约 30% 发生呈微卫星不稳定性的肿瘤，特别是在女性中超过 40% 的比例发生呈微卫星不稳定性的肿瘤。这种呈微卫星不稳定性的胃癌与高龄、发生于胃下部、组织混合型、多发性癌有关。另外，从组织发生学的观点来看，呈微卫星不稳定性的胃癌基本上是作为分化型癌发生，伴随着增殖一部分会进展为实体型低分化腺癌。

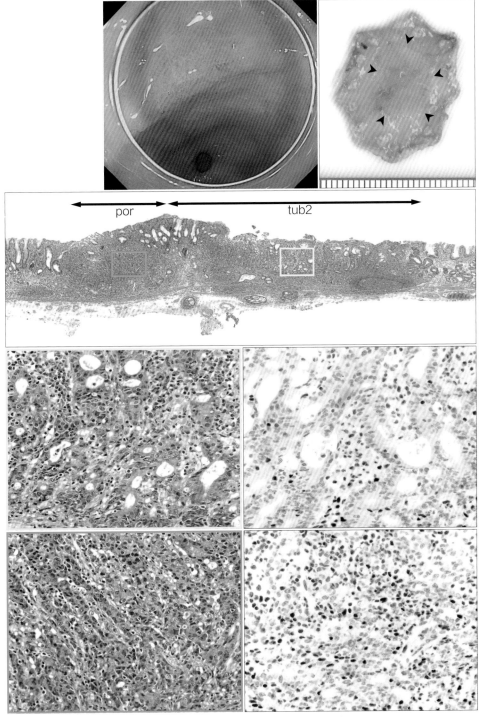

a	b
c	
d	e
f	g

图3 90多岁，女性。发生于幽门部小弯的早期胃癌的病理像（ESD病例）。

a,b 0-Ⅱb+Ⅱa型的肿瘤。**a**：内镜像（白光观察），**b**：ESD标本的肉眼观察像（福尔马林固定后）。

c 肿瘤的微距像（HE染色）。中分化管状腺癌（tub2）和低分化腺癌（por）成分混合存在。

d~g 组织病理像。中分化管状腺癌（**d**为**c**的黄框部放大像）占优势，呈黏膜下浸润。在一部分见有低分化腺癌成分（**f**为**c**的绿框部放大像），两者在免疫组织化学染色中均显示MLH1表达减弱（**e,g**）。
d,f HE染色。**e,g**：MLH1免疫染色，核染色用苏木素（hematoxylin）。

6. 浸润深度

与已有的报道一样，早期胃癌 ESD 病例和外科切除病例均为发生于胃上部的黏膜下浸润的比例较高。认为其原因是胃上部与其他部位相比，黏膜肌层的平滑肌束相对较薄，粗大的淋巴管较多。在高龄者与非高龄者的比较中，黏膜下浸润率未见显著性差异，但在 90 岁以上患者有 50% 呈黏膜下浸润。一般认为这可能是由于在 90 岁以上的超高龄者宿主方面的组织脆弱性也增加等原因。总之，在治疗发生于胃上部的早期胃癌时，应更加慎重地评估是否有黏膜下浸润。

7. 脉管浸润

在早期胃癌的淋巴管浸润、血管浸润方面也未见因年龄不同所引起的差异。几乎没有关于脉管浸润与浸润深度、组织分型，受年龄影响的报道。

8. 从随访观察病例来看的早期胃癌的自然进展史

在高龄者中，因并发症等原因不是积极治疗的适应证，也没有接受其他积极治疗以至于死亡的胃癌病例并不少见。通过解析这样的病例，对于阐明胃癌的自然进展史有参考价值。有人报道了在内镜检查中诊断为早期胃癌，活检也诊断为癌，但切除晚了的病例的研究结果。约 50% 的早期癌进展为晚期癌需要 44～91 个月，未分化型癌、年龄越大进展速度明显越快。另外，早期胃癌发展为晚期癌的比例在 70 岁以上组为 75%，70 岁以下组为 56%，越是高龄者进展为晚期癌的比例越高。还有，虽然一般认为高龄者的隆起型早期胃癌一般进展速度较慢，但未分化型癌的进展速度即使在高龄者也很快，见有很多在发现时已为晚期的病例。另外，据推测，未分化型癌与分化型癌相比，从早期癌到晚期癌以约 10 倍的速度进展。此外，对于超高龄者早期胃癌患者来说，除了癌的进展以外，心脏病、糖尿病、脑血管疾病、慢性肾病等疾病的合并作为预后因素也很重要。

结语

以往人们一直将 65 岁以上或 70 岁以上定义为"高龄者"，研究高龄者早期胃癌的病理学特征。着眼于现在经常能听到"人生 100 年"这一说法，在本研究中将 80 岁以上定义为高龄者，分析了早期胃癌的病理学特征。在 80 岁以上的高龄者所观察到的病变特征是对以往所明确的知识的延伸，其特征有进一步清晰化的趋势。另外，高龄者的多发性病（polypathy）是老年医学的特征，其中也包括癌。年龄增长是致癌的最重要的风险因素，所以在日常诊疗中要充分注意同时性或异时性多发性癌，以及合并其他脏器癌的。而且，根据最近的研究结果，高龄者早期胃癌的分子病理学特征正在逐渐明确。我们期待能够增加对于早期胃癌的新的备选治疗方案。

参考文献

[1] Maehara Y, Emi Y, Tomisaki S, et al. Age-related characteristics of gastric carcinoma in young and elderly patients. Cancer 77: 1774-1780, 1996.

[2] Inoshita N, Yanagisawa A, Arai T, et al. Pathological characteristics of gastric carcinomas in the very old. Jpn J Cancer Res 89: 1087-1092, 1998.

[3] Arai T, Esaki Y, Inoshita N, et al. Pathologic characteristics of gastric cancer in the elderly: a retrospective study of 994 surgical patients. Gastric Cancer 7: 154-159, 2004.

[4] Arai T, Takubo K. Clinicopathological and molecular characteristics of gastric and colorectal carcinomas in the elderly. Pathol Int 57: 303-314, 2007.

[5] Arai T, Sakurai U, Sawabe M, et al. Frequent microsatellite instability in papillary and solid-type, poorly differentiated adenocarcinomas of the stomach. Gastric Cancer 16: 505-512, 2013.

[6] Yoshifuku Y, Oka S, Tanaka S, et al. Long-term prognosis after endoscopic submucosal dissection for early gastric cancer in super-elderly patients. Surg Endosc 30: 4321-4329, 2016.

[7] Sumiyoshi T, Kondo H, Fujii R, et al. Short- and long-term outcomes of endoscopic submucosal dissection for early gastric cancer in elderly patients aged 75 years and older. Gastric Cancer 20: 489-495, 2017.

[8] Toya Y, Endo M, Nakamura S, et al. Long-term outcomes and prognostic factors with non-curative endoscopic submucosal dissection for gastric cancer in elderly patients aged ≧75 years. Gastric Cancer 22: 838-844, 2019.

[9] Sekiguchi M, Oda I, Suzuki H, et al. Clinical outcomes and prognostic factors in gastric cancer patients aged ≧85 years undergoing endoscopic submucosal dissection. Gastrointest Endosc 85: 963-972, 2017.

[10] Ouchi Y, Rakugi H, Arai H, et al. Redefining the elderly as

aged 75 years and older: Proposal from the Joint Committee of Japan Gerontological Society and the Japan Geriatrics Society. Geriatr Gerontol Int 17: 1045–1047, 2017.

[11]日本胃癌学会（編）．胃癌治療ガイドライン医師用，2018年1月改訂，第5版．金原出版，2018.

[12]日本胃癌学会（編）．胃癌取扱い規約，第15版．金原出版，2017.

[13]九嶋亮治．組織混在型早期胃癌．胃と腸 48: 1533–1538, 2013.

[14]公益財団法人がん研究振興財団．がんの統計'19. https://ganjoho.jp/data/reg_stat/statistics/brochure/2019/cancer_statistics_2019.pdf（2020年9月閲覧）．

[15]総務省統計局．人口推計―2020年（令和2年）6月報―. https://www.stat.go.jp/data/jinsui/pdf/202006.pdf（2020年9月閲覧）．

[16]Isobe T, Hashimoto K, Kizaki J, et al. Characteristics and prognosis of synchronous multiple early gastric cancer. World J Gastroenterol 19: 7154–7159, 2013.

[17]Takeuchi D, Koide N, Suzuki A, et al. High incidence of other primary malignancies in patients with synchronous multiple gastric cancers "a multi-center retrospective cohort study". Oncotarget 9: 20605–20616, 2018.

[18]Nam HS, Kim HW, Choi CW, et al. Characteristics of overlooked synchronous gastric epithelial neoplasia after endoscopic submucosal dissection. Medicine（Baltimore）97: e12536, 2018.

[19]Fujita T, Gotohda N, Takahashi S, et al. Clinical and histopathological features of remnant gastric cancers, after gastrectomy for synchronous multiple gastric cancers. J Surg Oncol 100: 466–471, 2009.

[20]山城守也，江崎行芳，橋本肇，他．老年者胃癌の臨床病理学的研究．日老会誌 22: 426–431, 1985.

[21]平橋美奈子，小田義直．若年者胃癌の特徴：中高年に認める胃癌との相違―病理の立場から．胃と腸 46: 1308–1315, 2011.

[22]Kang DH, Choi CW, Kim HW, et al. Location characteristics of early gastric cancer treated with endoscopic submucosal dissection. Surg Endosc 31: 4673–4679, 2017.

[23]Kim K, Cho Y, Sohn JH, et al. Clinicopathologic characteristics of early gastric cancer according to specific intragastric location. BMC Gastroenterol 19: 24, 2019.

[24]Min BH, Kim KM, Park CK, et al. Outcomes of endoscopic submucosal dissection for differentiated-type early gastric cancer with histological heterogeneity. Gastric Cancer 18: 618–626, 2015.

[25]Pyo JH, Lee H, Min BH, et al. Early gastric cancer with a mixed-type Lauren classification is more aggressive and exhibits greater lymph node metastasis. J Gastroenterol 52: 594–601, 2017.

[26]海崎泰治，細川治，宮永太門，他．組織混在型早期胃癌の病理学的特徴．胃と腸 48: 1539–1551, 2013.

[27]Sugimoto R, Sugai T, Habano W, et al. Clinicopathological and molecular alterations in early gastric cancers with the microsatellite instability-high phenotype. Int J Cancer 138: 1689–1697, 2016.

[28]Arai T, Matsuda Y, Aida J, et al. Solid-type poorly differentiated adenocarcinoma of the stomach: clinicopathological and molecular characteristics and histogenesis. Gastric Cancer 22: 314–322, 2019.

[29]Akashi Y, Noguchi T, Nagai K, et al. Cytoarchitecture of the lamina muscularis mucosae and distribution of the lymphatic vessels in the human stomach. Med Mol Morphol 44: 39–45, 2011.

[30]橋本肇，高橋忠雄，紀健二，他．高齢者胃癌―非手術例についての臨床的，病理学的検討．日老会誌 33: 518–523, 1996.

[31]津熊秀明，井岡亜希子，飯石浩康，他．早期胃癌の自然史に関する前向き研究―胃癌診療への考察．胃と腸 43: 1777–1783, 2008.

[32]松井敏幸，長浜孝，長南明道，他．早期胃癌の発育速度―内視鏡遡及例の全国集計．胃と腸 43: 1798–1809, 2008.

[33]江崎行芳，山城守也．早期胃癌の変貌―高齢者群における胃癌の検討．胃と腸 6: 27–33, 1981.

[34]Sugai T, Habano W, Endoh M, et al. Molecular analysis of gastric differentiated-type intramucosal and submucosal cancers. Int J Cancer 127: 2500–2509, 2010.

[35]Sugai T, Eizuka M, Arakawa N, et al. Molecular profiling and comprehensive genome-wide analysis of somatic copy number alterations in gastric intramucosal neoplasias based on microsatellite status. Gastric Cancer 21: 765–775, 2018.

Summary

Clinicopathological Characteristics of Early Gastric Cancer in Elderly Patients Aged 80 Years or Older

Tomio Arai[1], Keisuke Nonaka,
Akiko Komatsu, Naoko Inoshita,
Junko Aida[2], Toshiyuki Ishiwata,
Miho Matsukawa[3], Makoto Nishimura[3–4],
Satoko Uegaki[3], Takashi Yoshida[5],
Nobuo Kanazawa

We examined clinicopathological characteristics in 250 endoscopically resected EGCs（early gastric cancers）in 232 patients and 86 surgically resected EGCs in 74 patients to analyze EGC characteristics in elderly patients. We defined patients aged ≥80 years as elderly and aged ≤79 years as nonelderly. The proportion of women and elevated-type cancers was significantly higher in elderly patients than that in nonelderly patients. In addition, the proportion of poorly differentiated adenocarcinoma tended to increase in elderly patients who underwent surgery. Compared with advanced gastric cancer, elderly patients showed an extremely high proportion of differentiated-type cancer; however, mixed-type cancer was not associated with age. The clinicopathological characteristics observed in elderly patients were nearly the same as those previously identified in patients aged ≥65 years, and the characteristics tended to become clearer.

[1]Department of Pathology, Tokyo Metropolitan Geriatric Hospital, Tokyo.
[2]Research Team for Geriatric Pathology, Tokyo Metropolitan Institute of Gerontology, Tokyo.
[3]Department of Gastroenterology and Endoscopy, Tokyo Metropolitan Geriatric Hospital, Tokyo.
[4]Department of Gastroenterology, Memorial Sloan Kettering Cancer Center, New York, USA.
[5]Department of Surgery, Tokyo Metropolitan Geriatric Hospital, Tokyo.

高龄者早期胃癌 ESD 的并发症

五十岚 公洋 [1]

平泽 大

远藤 明志

岩屋 梨绘

齐藤 宏章

铃木 隆太

新井田 憩

富樫 纯一

友兼 正太郎

伊藤 聪司

田中 一平

海野 修平

名和田 义高

田中 由佳里

阿部 洋子

铃木 宪次郎

奥园 彻

中堀 昌人

松田 知己

摘要●本文就高龄者早期胃癌ESD的治疗效果，以并发症为中心进行了研究。在高龄者合并疾病较多，不同年龄段的并发症发生率有增高的趋势，但无显著性差异。内镜治疗本身是可行的，如果不发生并发症，与非高龄者的住院时间为同等程度，但一旦发生并发症时，就需要更长时间的住院治疗。使用除阿司匹林和西洛他唑（cilostazol）以外的抗血栓药时发生出血时间延长、血红蛋白量减少的情况增多，需要特别注意。

关键词　高龄者　胃 ESD　并发症　抗血栓药

[1] 仙台厚生病院消化器センター消化器内科　〒980-0873 仙台市青葉区広瀬町 4-15

前言

由于内镜黏膜下剥离术（endoscopic submucosal dissection，ESD）的问世，即使是超过 2cm 的病变和伴有溃疡的病变也可以整块切除，现在大部分早期胃癌都可以通过内镜治疗切除。另一方面，伴随着人口老龄化，对患有合并疾病和正在进行抗血栓治疗的患者施行 ESD 的机会也在增加。关于对正在进行抗血栓治疗的患者的内镜治疗，在诊疗指南及其增补版中已经给出了一定的方案，但是直接口服抗凝药（direct oral anticoagulants，DOAC）等的病例数的积累还不够充分，风险的评估也不够充分。

ESD 是局部治疗，与胃切除相比易于保持生活质量（quality of life，QOL），在《胃癌治疗指南（第 5 版）》中记载，不仅是绝对适应证病变、适应证扩大病变，就连此前被作为适应证外的病变也可以作为相对适应证病变施行内镜治疗。在高龄者，胃切除后的QOL下降尤为明显，笔者担心今后对于相对适应证病变的治疗会增加，或是不接受追加外科手术的病例会增加。

本文就高龄者早期胃癌ESD的治疗效果，以笔者所在医院的治疗结果为基础，以并发症为中心进行了阐述。

对象和方法

该研究以2017年4月—2019年12月在笔者所在医院施行了ESD治疗的早期胃癌或胃腺瘤病例为对象，回顾性研究了患者背景及病变的临床病理学特征。从电子病历记录中提取出术中穿孔、术后出血、狭窄、肺炎、局限性腹膜炎等导致的计划外的抗菌药使用、谵妄、意识障碍等作为并发症。

1. 内镜黏膜下剥离术（ESD）

ESD中的麻醉由完成麻醉科进修的一名内镜医生专门负责。在无禁忌证的情况下，先给予7.5～15 mg的喷他佐辛（pentazocine），然后以3～6mg/（kg·h）的速度给予丙泊酚（propofol）。必要时可追加丙泊酚静脉注射和咪达唑仑。

ESD后按医疗护理程序表（clinical path）执行。治疗当天和第二天施行奥美拉唑40mg/d静注，从第二天开始服用埃索美拉唑20mg或沃诺拉赞（vonoprazan）20mg，连续服用8周。原则上执行二次观察（second look），从术后当天晚上开始进流食，预计7天后出院。另外，原则上不进行采用聚乙醇酸（PGA）薄膜及纤维蛋白糊的覆盖和缝合。

2. 抗血栓药的处置及定义

关于抗血栓药，按照对于服用抗血栓药者的内镜诊疗指南和增补版进行处置。抗血小板药选用了小剂量阿司匹林、噻吩并吡啶类药物和西洛他唑（cilostazol），抗凝药则选用了华法林和DOAC。抗血栓药原则上在进行二

次观察后重新开始，但这取决于术者的判断。将只给予小剂量阿司匹林或西洛他唑作为低风险组，将给予噻吩并吡啶类药物单药和施行双联抗血小板疗法（dual antiplatelet therapy，DAPT）以及抗凝疗法作为高风险组，研究了抗血栓药应用对术后出血的影响。将在服用噻吩并吡啶类药物过程中改换为阿司匹林和西洛他唑的病例也包括在高风险组病例中。

术后出血的定义为：ESD后1个月内的呕血或便血，再加上需要施行内镜止血术或血红蛋白（Hb）降低2 g/dL以上。在本文中将80岁以上定义为高龄者。为了研究年龄的影响，将65～79岁定义为准高龄者，64岁之前定义为非高龄者，研究不同年龄段的治疗效果。术后出血时的Hb减少量为治疗前与围手术期最低值或输血前Hb值之差。

术中穿孔是指从内镜记录可以确认，且需要封闭穿孔部的病例；狭窄是指需要施行1次以上内镜扩张术的病例；谵妄、意识障碍是指需要注射药物或提前出院的病例。

3. 统计

统计使用了JMP13.0（SAS Institute Japan公司生产），对于连续变量采用了Wilcoxon检验及方差分析；对于名义变量采用了Pearson的χ^2检验、Cochran-Armitage的趋势性分析。采用名义逻辑回归计算并发症的比值比。

结果

在研究期间施行的胃ESD中，除外包含于同一标本内的33个副病变，以722例901个病变为对象进行了研究。非高龄者为114名（15.8%），准高龄者为432名（59.8%），高龄者为176名（24.4%）。随着年龄的增长，Charlson并发症指数显著增加。服用抗血栓药者在非高龄者仅为6.1%，而在准高龄者为25.9%，在高龄者为37.5%。在性别和BMI上未见显著性差异（**表1**）。

在按病变分类的研究中，非高龄者占131病变（14.5%），准高龄者占532病变（59.0%），

表1 各组患者的背景资料

	非高龄者 （64岁以下）	准高龄者 （65~79岁）	高龄者 （80岁以上）	P值
患者数	114	432	176	
男性	82（71.9%）	330（76.4%）	117（66.5%）	0.163*
平均年龄±SD	58.2±6.3	72.3±4.1	83.8±3.0	—
BMI	23.8±3.8	23.5±3.3	23±3.3	0.12**
护理保险的有无（无：需要帮助：需要护理）	114：0：0	414：9：9	148：13：15	<0.001†
Charlson并发症平均指数±SD	0.56±0.97	1.2±1.5	1.5±1.6	<0.001**
0~1：2~3：>4	93：19：2	282：118：32	103：51：22	<0.001†
幽门螺杆菌（阳性：未感染：除菌后：未检查）	35：8：64：7	98：4：282：48	33：2：96：45	—
服用抗血栓药	7（6.1%）	112（25.9%）	66（37.5%）	<0.001*
抗血栓疗法的详情				
小剂量阿司匹林或西洛他唑	4	37	22	
噻吩并吡啶类药物单药	0	20	8	
DAPT	1	13	11	
抗凝疗法	2	42	25	

*：Cochran-Armitage趋势检验；**：analysis of variance，方差分析；†：Wilcoxon检验；SD：standard deviation，标准差。

表2 各组病变的背景资料

	非高龄者 （64岁以下）	准高龄者 （65~79岁）	高龄者 （80岁以上）	P值
病变数	131	532	238	
肉眼分型				
0-I	8（6.1%）	26（4.9%）	10（4.2%）	
0-IIa	32（24.4%）	182（34.2%）	102（42.9%）	
0-IIb	4（3.1%）	19（3.6%）	10（4.2%）	
0-IIc	85（64.9%）	290（54.5%）	108（45.4%）	
0-IIa+IIc	2（1.5%）	7（1.3%）	8（3.4%）	
其他	0	8（1.5%）	0	
有胃手术史	2（1.5%）	12（2.3%）	7（2.9%）	0.679*
所在部位（U：M：L）	16：73：42	105：249：178	43：105：90	0.140*
环周性（前壁：小弯：后壁：大弯）	15：68：17：31	82：220：121：109	43：100：55：40	0.052*
标本平均径±SD	（33.1±11.2）mm	（35.6±12.0）mm	（37.8±15.6）mm	0.0049**
肿瘤平均长径±SD	（13.1±9.7）mm	（15.7±11.2）mm	（18.6±15.9）mm	0.0002**
浸润深度（M：SM）	118：13	475：57	218：20	0.613*
有UL合并	10（7.6%）	31（5.8%）	17（7.1%）	0.658*
治疗平均时间±SD	49.7±37.2分	50.0±35.5分	52.6±39.1分	0.627**
住院平均时间±SD	7.3±1.0日	7.7±1.5日	8.1±2.0日	<0.001**
住院平均时间（包括再次住院）±SD	7.3±1.1日	7.9±1.9日	8.3±2.3日	<0.001**

SD：standard deviation，标准差；*：Pearson's chi-square test，Pearson卡方检验；**：analysis of variance，方差分析。

表3 各年龄组的并发症

	非高龄者 （64岁以下）	准高龄者 （65~79岁）	高龄者 （80岁以上）	P值
全部并发症	12（9.2%）	43（8.1%）	31（13.0%）	0.113*
术后出血	7（5.3%）	30（5.6%）	18（7.5%）	0.323*
使用计划外的抗菌药	6（4.6%）	12（2.3%）	12（5.0%）	0.472*
术中穿孔	3（2.3%）	6（1.1%）	4（1.7%）	0.809*
狭窄	0	1（0.2%）	3（1.3%）	0.044*
意识障碍	0	1（0.2%）	3（1.3%）	0.044*
术后出血	7（5.3%）	30（5.6%）	18（7.6%）	0.323*
治疗前Hb	（14.0±1.0）mg/dL	（13.6±1.5）mg/dL	（12.5±1.8）mg/dL	0.034**
术后出血时Hb减少量	3.4±2.5 mg/dL	（3.7±1.8）mg/dL	（3.2±1.6）mg/dL	0.702**
术后出血时输血	1（14.3%）	5（16.7%）	7（38.9%）	0.094*

*：Cochran-Armitage趋势检验；**：analysis of variance，方差分析。

表4 发生并发症病例的住院时间（包括再次住院时间）

	非高龄者 （64岁以下）	准高龄者 （65~79岁）	高龄者 （80岁以上）
无并发症	7.2±0.9	7.6±1.3	7.8±1.6
全部并发症	8.8±2.0	11.7±3.4	11.4±3.5
术后出血	9.4±2.1	12.4±3.4	12.2±3.9
术中穿孔	8.7±2.1	10.3±2.2	10.8±1.0
计划外使用抗菌药	8.5±2.0	10.8±2.0	11.6±2.8
狭窄	—	9	11.7±5.5
意识障碍	—	5	9±3

高龄者占238病变（26.4%）。年龄越大，在肉眼分型中0-Ⅱa型病变越多，0-Ⅱc型病变越少。年龄越大，肿瘤长径和标本长径明显越大，住院时间越长。在浸润深度、UL合并、治疗时间上未见显著性差异（**表2**）。

关于并发症方面，虽然无显著性差异，但高龄者与其他年龄段的人相比有增多的趋势（P = 0.113）。虽然见有年龄越大狭窄和意识障碍发生越多的趋势，但临床上成为问题的狭窄和意识障碍即使在高龄者中也仅为1.3%，占极少数。术后出血率及出血时的Hb减少量虽然也未见显著性差异，但有越是高龄者基线Hb值

越低，输血率越高的趋势（P = 0.094，**表3**）。

在发生并发症的病例中，与非高龄者相比，准高龄者以及高龄者的包括再次住院在内的住院时间延长了。相对于非高龄者基本上可以按医疗护理程序表上预定的时间出院，准高龄者和高龄者的住院时间大约延长了3天（**表4**，**图1**）。

内镜根治度反映未分化型癌，越是年轻根治度B的病例越多。在对高龄者施行的ESD中，11.3%为根治度C-2。尽管各年龄段在eCura system的分数上未见显著性差异，但是追加手术率在非高龄者为92.3%，准高龄者为65.9%，高龄者为14.8%，随着年龄段的提高而显著降低（**表5**）。

在未服用抗血栓药的病例中术后出血仅为2.8%，而在服用小剂量阿司匹林、西洛他唑的病例中见有术后出血的占6.8%，在单用噻吩并吡啶类药物的病例中占7.5%，在DAPT病例中占21.9%，在抗凝疗法病例中占23.3%。在本研究中被分类为高风险的噻吩并吡啶类药物病例、DAPT病例和抗凝疗法病例中，出血时间延长，术后出血时需输血率高，Hb减少量明显增多（**表6**、**表7**，**图2**、**图3**）。

在关于术后出血的多变量分析中，与标本

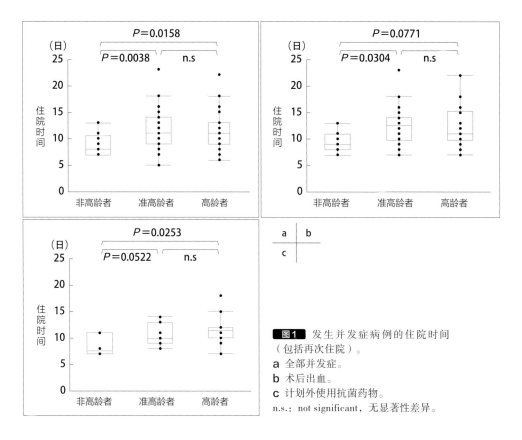

图1 发生并发症病例的住院时间
（包括再次住院）。
a 全部并发症。
b 术后出血。
c 计划外使用抗菌药物。
n.s.：not significant，无显著性差异。

表5 各年龄组的内镜根治度及追加外科手术的比例

各年龄组的内镜根治度	非高龄者（64岁以下）	准高龄者（65~79岁）	高龄者（80岁以上）	P值
病变数	131	532	238	
内镜根治度				
A	102（77.9%）	457（85.9%）	203（85.3%）	0.0019*
B	16（12.2%）	26（4.9%）	5（2.1%）	
C-1	0	5（0.9%）	3（1.3%）	
C-2	13（9.9%）	44（8.3%）	27（11.3%）	
根治度C-2病例的eCura system**（平均±SD）	2.1±2.0	2.6±1.9	2.2±2.0	0.547†
根治度C-2病例的追加外科手术比例	12（92.3%）	29（65.9%）	4（14.8%）	<0.001††

SD：standard deviation，标准差；*：Pearson's chi-square test，Pearson卡方检验；**：利用"eCura system"计算出的根治度C-2病例评分；†：analysis of variance，方差分析；††：Cochran-Armitage趋势检验。计算根治度C-2病例评分加分项目如下所示。
3分：淋巴管浸润；1分：肿瘤直径超过30 mm、深部断端阳性、SM2、静脉浸润。

长径在 40mm 以上、不服用抗血栓药和低风险药物相比，使用高风险药物是明显的危险因素。计划外使用抗菌药、女性和治疗时间超过 60min 是明显的危险因素。在年龄和 Charlson 并发症指数上未见显著性差异（**表8**）。

另外，没有在随访过程中发现明显血栓性疾病的病例。下面展示 1 例因术后出血后肺炎等全身状态恶化直至死亡的不能否定治疗相关

表6 不同抗血栓疗法的术后出血率

不同药物的术后出血率		无抗血栓药	LDA或西洛他唑单药	噻吩并吡啶类药物单药	DAPT	抗凝疗法
病变数		651	88	40	32	90
术后出血	（%）	18（2.8%）	6（6.8%）	3（7.5%）	7（21.9%）	21（23.3%）
术后出血时输血	（%）	3（16.7%）	1（16.7%）	2（66.7%）	3（42.9%）	4（19.0%）
治疗前Hb值	平均±SD（mg/dL）	13.8±1.6	12.2±1.4	12.8±1.7	13.5±1.5	13.1±1.7
术后出血时的Hb变化量	平均±SD（mg/dL）	2.5±1.7	2.1±1.5	3.8±0.9	4.6±1.2	4.3±1.7

SD：standard deviation，标准差；LDA：low-dose aspirin，小剂量阿司匹林。

表7 不同抗血栓疗法的Hb减少量

抗血栓疗法的有无		无	低风险组	高风险组
术后出血例数		18	5	31
到出血时的时间	平均±SD日	3.8±4.9	4.2±4.8	7.3±5.6
Hb减少量	平均±SD mg/dL	2.5±1.7	2.1±1.5	4.3±1.5
出血时的输血率	（%）	16.7	16.7	29.0

SD：standard deviation，标准差。

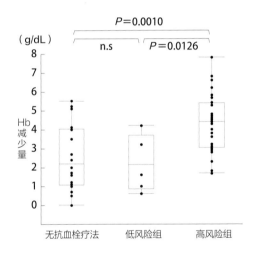

图2 术后出血病例不同抗血栓疗法的Hb减少值。
低风险组包括使用小剂量阿司匹林或西洛他唑，高风险组包括使用噻吩并吡啶类单药或DAPT疗法或抗凝药。用小剂量阿司匹林或西洛他唑替换噻吩并吡啶类药物的病例也包括在高风险组中。
n.s.：not significant，无显著性差异。

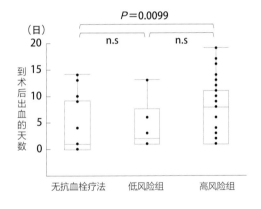

图3 术后出血病例不同抗血栓疗法的术后出血天数。
低风险组包括使用小剂量阿司匹林或西洛他唑，高风险组包括使用噻吩并吡啶类单药或DAPT疗法或抗凝药。用小剂量阿司匹林或西洛他唑替换噻吩并吡啶类药物的病例也包括在高风险组中。
n.s.：not significant，无显著性差异。

性死亡的病例和2例出血时间延长而需要输血的病例。

病例

[病例1，图4] 80多岁，男性。需要2级护理，被指出早期胃癌，由附近医院介绍来

表8 与并发症相关的因素

		术后出血		使用计划外的抗菌药	
		比值比	P值	比值比	P值
年龄	准高龄者∶非高龄者	0.50	0.176	0.45	0.174
	高龄者∶非高龄者	0.52	0.241	0.86	0.810
性别	男性∶女性	1.58	0.307	0.37	0.029
所在部位	U∶L	0.73	0.496	2.81	0.094
	M∶L	0.43	0.020	1.58	0.410
	术后胃∶L	1.73	0.456	—	—
浸润深度	SM∶M	0.50	0.217	0.18	0.104
UL	有∶无	0.96	0.956	1.21	0.767
标本直径	40 mm以上∶小于40 mm	3.59	0.0004	1.95	0.142
CCI	2~3分∶0~1分	1.20	0.608	1.10	0.846
	4分以上∶0~1分	1.05	0.930	1.87	0.364
治疗时间	超过60 min∶60 min以内	1.05	0.904	6.82	0.0002
抗血栓药	低风险∶无	2.56	0.088	3.59	0.036
	高风险∶无	9.72	<0.0001	2.07	0.202
	高风险∶低风险	3.80	0.011	0.58	0.423

CCI：Charlson comorbidity index，Charlson并发症指数。

就诊。从转诊时就见有吸入性肺炎和营养不良，转诊到呼吸内科住院治疗。在内镜检查中，见有以胃体上部小弯为中心呈半周发红的扁平隆起性病变，在中央部轻微增厚。在超声内镜检查（endoscopic ultrasonography，EUS）中见有突出于3层内的低回声区，认为是不能否定SM浸润癌的表现。Charlson并发症指数为3分，为服用阿哌沙班（apixaban）的病例，术后出血风险较高，建议随访观察，但由于患者本人和家属的强烈希望，决定作为相对适应证病变尝试施行ESD。ESD本身以无并发症结束，治疗后8天因情况良好而出院。治疗后9天因胃出血而被送往其他医院，施行了止血术和输血后转院到本院。见有被认为是由于肾上腺功能不全引起的迁延性低血糖和吸入性肺炎，通过给予甾体激素类药物和抗菌药物病情有所好转。ESD后24天，1 h前护士还确认病情稳定，但因痰堵塞而导致的窒息，病情急剧恶化，最终患者去世了。

组织病理学诊断结果为：腺癌（adenocarcinoma），70mm×45mm，tub2＞por1，pT1a（M），UL0，Ly0，V0，HM0，VMX。虽然肿瘤没有明显地露出于深部断端，但由于标本内有切口，所以作为了VMX。为tub2成分和por成分很难明确划分的病变，但为未分化型成分超过2 cm的病变。

[病例2，图5] 80多岁，男性。由于是对心肌梗死施行经皮冠状动脉成形术（percutaneous coronary intervention，PCI）后，正在接受给予阿司匹林和氯吡格雷的DAPT疗法。通过内镜筛查，被发现在胃体下部小弯前壁有6 mm大小的0-Ⅱa型病变。在氯吡格雷停药后施行了ESD，于治疗后5日出院。治疗后第14日，因呕出凝血块和昏迷而被送到本院。通过内镜检查发现胃内的黑色残渣和自溃疡边缘的渗出性出血，判断为出血灶。在对小病变进行治疗后，虽然没有间断地一直在服用质子泵抑制剂（proton pump inhibitor，PPI），但溃疡愈合不

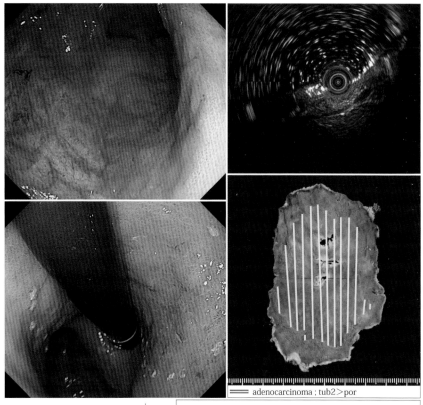

adenocarcinoma ; tub2＞por

a	c
b	d
	e

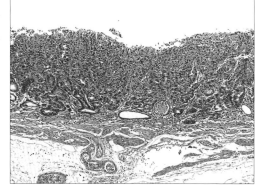

图4 ［病例1］

a 常规内镜像。以胃体上部小弯为中心见有长达半周的凹凸不规则的发红黏膜。

b 常规内镜像。病变部位标记后。

c EUS像。在病变中央见有突出于第3层的低回声区。

d 切除标本（标测）。在病变中央伴有向标本内的切口，但无明显的并发症。

e 组织病理像。见有中分化～低分化腺癌。为难以明确划分tub2成分和por成分的病变，但为未分化型成分超过了2 cm的病变。未能观察到怀疑为向黏膜下浸润的变化。

佳，采血化验时 Hb 水平也下降了 5 g/dL 以上。

［**病例3，图6**］　80 多岁，男性。由于患有二尖瓣关闭不全、心房颤动，一直在服用依度沙班（edoxaban）。对位于胃窦后壁的 50mm 大小的 0–Ⅱa 型病变和另一个早期胃癌施行了 ESD。从第 2 天开始继续服用依度沙班，因恢复良好而于治疗后第 6 日出院。因劳动时站不稳而于治疗后第 19 日来本院就诊。检查发现

Hb 已降至约 5 g/dL，通过急诊内镜检查发现治疗后溃疡的出血，需要止血和输血。

讨论

虽然与镇静相关的并发症在内镜治疗时也是严重的问题，但在本研究期间内的胃 ESD 时临床上并没有出现。根据既往报道，ESD 中因异丙酚麻醉引起的低氧、低血压与以往所用的

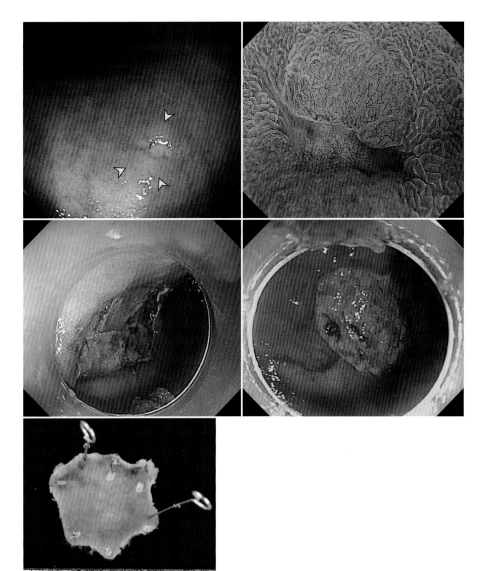

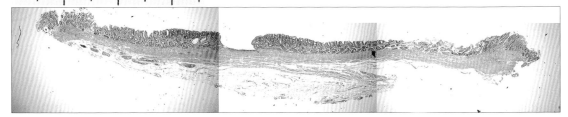

图5 ［病例2］

a 常规内镜像。在靠近胃体下部小弯前壁见有褪色的扁平隆起性病变（黄色箭头所指）。病变被前一医院的活检切断了。

b 病变部的窄带成像（narrow band imaging, NBI）放大像。在背景黏膜见有肠上皮化生。在病变部具有明显的分界线（demarcation line），具有狭小化的表面结构和一部分破碎的网状血管。

c ESD后的常规内镜像。作为绝对适应证病变施行了ESD，无并发症，病变被整块切除了。

d 由于吐血、意识消失，在治疗后第14日施行了急诊内镜检查。溃疡愈合不良，见有从边缘的渗出性出血。

e,f 切除标本及微距像。在活检部位病变已经消失。诊断为：adenocarcinoma，0-Ⅱa，6mm×5mm，pT1a（M），UL0，Ly0，V0，HM0，VM0，内镜根治度A。

a	b
c	d
e	
	f

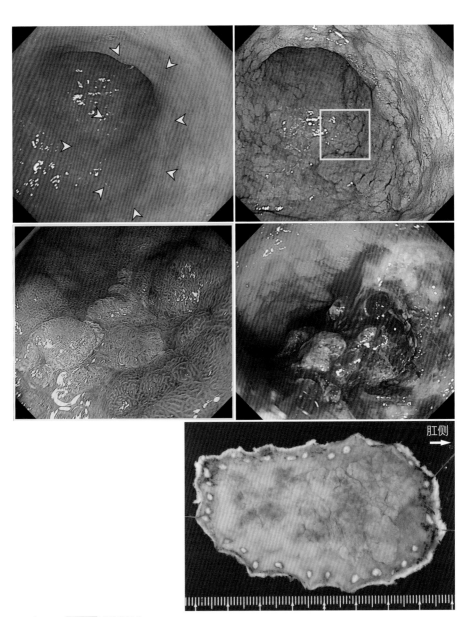

a	b
c	d
	e

图6 [病例3]

a 常规内镜像。见有以胃窦后壁为主体、由大弯达到小弯的轻度发红的扁平隆起性病变（黄色箭头所指）。

b 靛胭脂染色像。病变的边界可以更清晰地被辨识。在白光观察中略呈褪色，低矮的部分（黄框部分）也能清晰地被辨识。

c b的黄框部分的NBI放大像。在发红部分见有管状结构，在褪色部分见有伴融合趋势的绒毛样结构。

d ESD后第19天的常规内镜像。因劳动时站立不稳而来医院就诊。发现有严重贫血。在急诊内镜检查中发现在ESD后溃疡处附着有凝血块，因被除去而见有出血，施行了止血。

e ESD标本。为adenocarcinoma，60mm×30mm，tub1 > pap，0-Ⅱa，pT1a（M），UL0，Ly0，V0，HM0，VM0，内镜根治度A。

麻醉药没有差别。另外，在使用异丙酚的情况下，即使在 75 岁以上的高龄者与年轻人相比在并发症的发病上也没有差异，但在维持量方面与年轻人之间存在显著性差异。由于是在专门负责人员的指导下，根据每位患者的不同情况酌情给予异丙酚，所以笔者认为即使是在高龄者也能安全地使用。

对于早期胃癌的 ESD，由于前辈医生们的努力和以下几方面的原因，现在不仅在一些先进临床机构，在一些市医院也作为普通的诊疗技术被施行：①镇静方面的进步：前面提到的丙泊酚和右美托咪定（dexmedetomidine）的使用及不同临床机构在全身麻醉下的治疗；②牵引法的进步；③内镜设备、局注液的进步；④现成的（hands on）和丰富的治疗视频等教育环境等。本院的数据虽然也包括初学者和无 ESD 经验医生的数据，但平均用 50 min 左右就可以进行整块切除，所以认为即使是高龄者和服用抗血栓药的病例，胃 ESD 的治疗本身在技术上大多也是可以实现的。但是，对于高龄者来说，不仅是手术中，尤其内镜治疗后是一个问题。如果不发生并发症，高龄者和非高龄者的住院天数没有太大差别，但一旦发生并发症时，在高龄者就需要住院更长时间。作为长期住院的主要原因，一个是因吸入性肺炎等使用了计划外的抗菌药物，另一个是术后出血。

据报道，ESD 治疗时的吸入性肺炎在 CT 摄影下有 6.6% ~ 11.2% 可以观察到，但通过 CT 诊断的肺炎对住院时间没有影响，引起肺炎的 21 例中，不伴有呼吸困难的氧浓度降低 5 例，咳嗽仅有 3 例。一般认为，在临床上成为问题的误吸性肺炎更是少数，实际上通过胸部 X 线检查报道有 2% 左右。在实际临床中，常规的 CT 摄影是不现实的，另外，由于不伴有氧浓度降低的隐匿性肺炎和电凝综合征（electrocoagulation syndrome）与其他感染性疾病之间的鉴别有时也很困难，所以在本研究中将其统一为计划外的抗菌药物使用进行了研究。如**表 3** 所示，各年龄组的并发症发生率未

见显著性差异，但年龄越大，住院时间明显延长。在 Murata 等进行的日本国内超过 7000 份的胃 ESD 的问卷调查中，也未见年龄引起的并发症发生率的差异，但见有高龄者住院时间的延长和费用的增加，认为这反映了越是高龄者发生并发症时就越难以治疗。另外，在关于并发症发病的多变量分析中，女性、治疗时间 60 min 以上是有显著性的因素。关于治疗时间，在其他报道中也被认为是引起吸入性肺炎的显著风险因素，对于在手技上需要时间的病变，越是高龄者或许应该积极尝试使用外套管（over-tube）来预防肺炎。

伴随着人口的老龄化，接受抗血栓疗法的患者呈增加的趋势。在本研究中也是随着年龄的增加接受抗血栓疗法的比例明显增大，在高龄者中有 1/3 以上在服用某些抗血栓药。在本研究中，不同年龄组的出血率未见显著性差异，只有标本长径和抗血栓药的种类是有显著性意义的因素。

作为低风险组的服用阿司匹林 / 西洛他唑的病例，全部是按照诊疗指南在继续服用的情况下施行的 ESD，无引起血栓病的病例。虽然长期停用阿司匹林有降低出血风险的可能性，但 ESD 围手术期的血栓病病例大多发生于停用阿司匹林的病例，在本研究中的出血病例也未发现输血率和 Hb 减少量与不服用阿司匹林的病例之间有差异。虽然在多变量分析中也见有术后出血率增高的趋势，但无显著性差异，认为即使在继续服用阿司匹林的情况下也可以比较安全地施行 ESD。

另一方面，在作为高风险组的噻吩并吡啶类药物、DAPT、抗凝疗法病例，术后出血的风险明显增高。在指南中推荐停用噻吩并吡啶类药物，但也指出了如果是单药的话出血风险可能较小。尽管在本院的数据，出血率与低风险组大致为同等程度，但在 3 例出血病例中有 2 例需要输血。笔者认为，由于采用置换疗法，阿司匹林和噻吩并吡啶类药物会暂时重复而成为 DAPT，出血时有可能会加重。

在 DAPT 病例全部单独置换阿司匹林，术后迅速恢复。有 21.9%（7/32）病例见有术后出血，其中 3 例需要输血，提示与已有报道同样高的出血风险。在 Ono 等进行的抗血小板的安全治疗（safe treatment on antiplatelets，STRAP）试验中，因术后出血率高而中途停止，但 7 例出血病例中有 6 例是 DAPT，因此报道再次使用噻吩并吡啶类药物有明显的出血风险。另外，近年来在循环系统领域也有缩短 DAPT 时间的报道，认为在施行 ESD 时应避开 DAPT 的时间，不仅是术前置换，术后一定时间内置换为阿司匹林也是一种选择。

文献指出，对抗凝药的肝素置换可能会提高术后出血率，因此根据诊疗指南增补版，原则上不进行肝素置换而施行 ESD。据报道，在利用日本诊断群分类综合评价（diagnosis procedure combination，DPC）数据库的研究中，无论是华法林还是 DOAC 均在胃 ESD 后引起较高的术后出血率。此外，服用抗血栓药病例的出血多作为出院后的呕血 / 便血被认识到，通过休克等生命体征不佳被认识到的也有很多。

对于服用抗血栓药的病例，虽然见有贴敷聚乙醇酸膜（polyglycolic acid sheet）的有效性，但未被纳入医保范围，因此还留存利用血液制剂这一课题。虽然也有使用内镜吻合夹（over the scope clip，OTSC）和缝合针进行缝合的方法，但从病变大小和病变部位来看也预计会有困难，因此迫切希望确立预防方法。

作为本研究的局限性有以下几点：①为单中心的回顾性研究；② ESD 的过程虽然是相同的，但治疗手法和设备的使用是在术者自由评估的范围内；③计划外的抗菌药物使用可能包括多种疾病；④各个抗凝药的研究未能从病例数的问题上考虑。

结语

本研究中，仅从高龄者的情况来看，虽然并发症的发生率没有上升，但在发生并发症的病例中，也经治了 1 例由于住院时间过长，不能否定是治疗相关性死亡的病例。由于技术的进步和成熟，ESD 本身是可以实现的，但笔者认为有必要注意到"并发症的治疗不能与非高龄者一样"这一情况。

参考文献

[1]Kato M, Uedo N, Hokimoto S, et al. Guidelines for gastroenterological endoscopy in patients undergoing antithrombotic treatment: 2017 appendix on anticoagulants including direct oral anticoagulants. Dig Endosc 30: 433–440, 2018.

[2]Fujimoto K, Fujishiro M, Kato M, et al. Guidelines for gastroenterological endoscopy in patients undergoing antithrombotic treatment. Dig Endosc 26: 1–14, 2014.

[3]日本胃癌学会（編）. 胃癌治療ガイドライン，第5版. 金原出版，2018.

[4]Charlson ME, Pompei P, Ales KL, et al. A new method of classifying prognostic comorbidity in longitudinal studies: development and validation. J Chronic Dis 40: 373–383, 1987.

[5]Hatta W, Gotoda T, Oyama T, et al. A scoring system to stratify curability after endoscopic submucosal dissection for early gastric cancer: "eCura system". Am J Gastroenterol 112: 874–881, 2017.

[6]Nishizawa T, Suzuki H, Matsuzaki J, et al. Propofol versus traditional sedative agents for endoscopic submucosal dissection. Dig Endosc 26: 701–706, 2014.

[7]Nonaka M, Gotoda T, Kusano C, et al. Safety of gastroenterologist-guided sedation with propofol for upper gastrointestinal therapeutic endoscopy in elderly patients compared with younger patients. Gut Liver 9: 38–42, 2015.

[8]Takimoto K, Ueda T, Shimamoto F, et al. Sedation with dexmedetomidine hydrochloride during endoscopic submucosal dissection of gastric cancer. Dig Endosc 23: 176–181, 2011.

[9]Yoshida M, Takizawa K, Suzuki S, et al. Conventional versus traction-assisted endoscopic submucosal dissection for gastric neoplasms: a multicenter, randomized controlled trial（with video）. Gastrointest Endosc 87: 1231–1240, 2018.

[10]Tsuji K, Yoshida N, Nakanishi H, et al. Recent traction methods for endoscopic submucosal dissection. World J Gastroenterol 22: 5917–5926, 2016.

[11]Lin JP, Zhang YP, Xue M, et al. Endoscopic submucosal dissection for early gastric cancer in elderly patients: a meta-analysis. World J Surg Oncol 13: 293, 2015.

[12]Watari J, Tomita T, Toyoshima F, et al. The incidence of "silent" free air and aspiration pneumonia detected by CT after gastric endoscopic submucosal dissection. Gastrointest Endosc 76: 1116–1123, 2012.

[13]Fujita I, Toyokawa T, Matsueda K, et al. Association between CT-diagnosed pneumonia and endoscopic submucosal dissection of gastric neoplasms. Digestion 94: 37–43, 2016.

[14]Akasaka T, Nishida T, Tsutsui S, et al. Short-term outcomes of endoscopic submucosal dissection（ESD）for early gastric neoplasm: multicenter survey by Osaka university ESD study group. Dig Endosc 23: 73–77, 2011.

[15]Park CH, Kim H, Kang YA, et al. Risk factors and prognosis of pulmonary complications after endoscopic submucosal dissection for gastric neoplasia. Dig Dis Sci 58: 540–546, 2013.

[16]Ito S, Hotta K, Imai K, et al. Risk factors of post-endoscopic submucosal dissection electrocoagulation syndrome for colorectal neoplasm. J Gastroenterol Hepatol 33: 2001-2006, 2018.

[17]Yamaguchi H, Fukuzawa M, Kawai T, et al. Predictive factors of postendoscopic submucosal dissection electrocoagulation syndrome and the utility of computed tomography scan after esophageal endoscopic submucosal dissection. Digestion 14: 1-11, 2009.

[18]Murata A, Muramatsu K, Ichimiya Y, et al. Endoscopic submucosal dissection for gastric cancer in elderly Japanese patients: an observational study of financial costs of treatment based on a national administrative database. J Dig Dis 15: 62-70, 2014.

[19]Cho SJ, Choi IJ, Kim CG, et al. Aspirin use and bleeding risk after endoscopic submucosal dissection in patients with gastric neoplasms. Endoscopy 44: 114-121, 2012.

[20]Sanomura Y, Oka S, Tanaka S, et al. Continued use of low-dose aspirin does not increase the risk of bleeding during or after endoscopic submucosal dissection for early gastric cancer. Gastric Cancer 17: 489-496, 2014.

[21]Igarashi K, Takizawa K, Kakushima N, et al. Should antithrombotic therapy be stopped in patients undergoing gastric endoscopic submucosal dissection? Surg Endosc 31: 1746-1753, 2017.

[22]Oh S, Kim SG, Kim J, et al. Continuous use of thienopyridine may be as safe as low-dose aspirin in endoscopic resection of gastric tumors. Gut Liver 12: 393-401, 2018.

[23]Ono S, Myojo M, Harada H, et al. Is it possible to perform gastric endoscopic submucosal dissection without discontinuation of a single antiplatelet of thienopyridine derivatives? Endosc Int Open 5: E943-949, 2017.

[24]Tounou S, Morita Y, Hosono T. Continuous aspirin use does not increase post-endoscopic dissection bleeding risk for gastric neoplasms in patients on antiplatelet therapy. Endosc Int Open 3: E31-38, 2015.

[25]Ono S, Fujishiro M, Yoshida N, et al. Thienopyridine derivatives as risk factors for bleeding following high risk endoscopic treatments: safe treatment on antiplatelets (STRAP) study. Endoscopy 47: 632-637, 2015.

[26]Watanabe H, Domei T, Morimoto T, et al. Effect of 1-month dual antiplatelet therapy followed by clopidogrel vs 12-month dual antiplatelet therapy on cardiovascular and bleeding events in patients receiving PCI: the STOPDAPT-2 randomized clinical trial. JAMA 321: 2414-2427, 2019.

[27]Mabe K, Kato M, Oba K, et al. A prospective, multicenter survey on the validity of shorter periendoscopic cessation of antithrombotic agents in Japan. J Gastroenterol 52: 50-60, 2017.

[28]Nagata N, Yasunaga H, Matsui H, et al. Therapeutic endoscopy-related GI bleeding and thromboembolic events in patients using warfarin or direct oral anticoagulants: results from a large nationwide database analysis. Gut 67: 1805-1812, 2018.

[29]齋藤宏章，平澤大，松田知己，他．抗凝固薬内服例における内視鏡的胃粘膜下層剝離術後出血の実態とmHAS-BLED scoreによる層別化．Gastroenterol Endosc 61（Suppl 2）: 2151, 2019.

[30]Kawata N, Ono H, Takizawa K, et al. Efficacy of polyglycolic acid sheets and fibrin glue for prevention of bleeding after gastric endoscopic submucosal dissection in patients under continued antithrombotic agents. Gastric Cancer 21: 696-702, 2018.

[31]Goto O, Oyama T, Ono H, et al. Endoscopic hand-suturing is feasible, safe, and may reduce bleeding risk after gastric endoscopic submucosal dissection: a multicenter pilot study (with video). Gastrointest Endosc 91: 1195-1202, 2020.

[32]Maekawa S, Nomura R, Murase T, et al. Complete closure of artificial gastric ulcer after endoscopic submucosal dissection by combined use of a single over-the-scope clip and through-the-scope clips (with videos). Surg Endosc 29: 500-504, 2015.

Summary

Adverse Events Associated with Endoscopic Submucosal Dissection in Elderly Patients with Early Gastric Cancer

Kimihiro Igarashi[1], Dai Hirasawa,
Akashi Endo, Rie Iwaya,
Hiroaki Saito, Ryuta Suzuki,
Kei Niida, Junichi Togashi,
Shoutaro Tomokane, Satoshi Ito,
Ippei Tanaka, Shuhei Unno,
Yoshitaka Nawata, Yukari Tanaka,
Yoko Abe, Kenjiro Suzuki,
Toru Okuzono, Masato Nakahori,
Tomoki Matsuda

Many elderly individuals exhibited comorbidities, and the frequency of adverse events as per age tended to be high, but no significant differences were noted. Endoscopic treatment can be performed on elderly patients with early gastric cancer. If no adverse event occurred, the length of hospital stay of these patients was similar to that of non-elderly individuals. However, once an adverse event developed, they required prolonged hospitalization. It is noteworthy that the administration of antithrombotic drugs other than aspirin or cilostazol causes delayed onset of hemorrhage and remarkable decrease in hemoglobin levels.

[1]Department of Gastroenterology, Sendai Kousei Hospital, Sendai, Japan.

高龄者早期胃癌 ESD 相对适应证的短期效果及长期效果

岸田 圭弘[1]

泷泽 耕平

山本 阳一

篓内 洋平

吉田 将雄

川田 登

坂东 悦郎[2]

寺岛 雅典

小野 裕之[1]

摘要●对于内镜切除术相对适应证cT1早期胃癌来说，外科手术是标准治疗方法，但由于年龄、并发症等原因，被允许选择内镜切除。但是，关于这些治疗效果的报道很少，对于治疗方法的选择及其效果尚未完全达成共识。此次，笔者等对80岁以上高龄者的相对适应证cT1早期胃癌的ESD和外科手术的治疗效果进行了研究。治疗后的组织病理学诊断结果符合eCure A、B、C-1的病变占总体的12.2%。在通过ESD结果为eCure C-2而随访观察的病例中，因胃癌死亡的比例占总死亡病例的23.5%。另一方面，在进行初次外科手术的病例中，总死亡病例的20.5%为因胃癌死亡。最终在比较仅施行ESD和施行外科手术两种不同情况的研究中，发现两组的生存曲线无显著性差异，作为有助于生存的术前的预后预测因素有性别和预后营养指数（prognostic nutritional index，PNI）。对于高龄者来说，由于根治度以外的要素影响长期生存，因此需要结合这些因素来确定治疗方针。

关键词 早期胃癌　相对适应证　内镜黏膜下剥离术（ESD）外科手术　高龄者

[1] 静岡県立静岡がんセンター内視鏡科　〒411-8777 静岡県駿東郡長泉町下長窪 1007　E-mail：y.kishida@scchr.jp
[2] 同　胃外科

前言

根据通过术前诊断推测淋巴结转移风险小于1%的证据的强弱，将对早期胃癌的内镜切除术（endoscopic resection，ER）的适应证定义为ER绝对适应证病变或适应证扩大病变。关于推测淋巴结转移风险超过1%的病变，在以前的胃癌治疗指南中被定义为适应证外病变，但在2018年1月出版发行的现行的《胃癌治疗指南（第5版）》中被变更为相对适应证病变。这是由于考虑到在通过术前诊断被判断为外科胃切除为标准治疗的病变中，也有通过ER判定为治愈的病变，以及由于年龄和并发症等原因难以选择外科手术的情况。与年轻人相比，虽然在高龄者的胃癌诊疗方面相对适应证的意义更大，但关于对高龄者的相对适应证病变的内镜治疗／外科治疗的治疗选择和效果尚未达成充分的共识，对高龄者的ER相对适应证病变的内镜治疗／外科治疗的定位尚未充分确定。因此，此次就本院对高龄者的ER相对适应证cT1早期胃癌施行内镜治疗或外科治疗病例的短期效果和长期效果进行了研究。

表1 高龄者cT1相对适应证病变的术前背景资料

病例数	181
年龄中位数（范围）	83（80~96）岁
性别	
男性	118（65.2%）
女性	63（34.8%）
病变部位	
U	44（24.3%）
M	77（42.5%）
L	60（33.2%）
病变直径中位数（范围）	38（7~100）mm
术前浸润深度	
cT1a（M）	45（24.9%）
cT1b（SM）	136（75.1%）
溃疡表现（+）	57（31.7%）
组织分型	
分化型	128（70.7%）
未分化型	53（29.3%）
适应证外理由	
cT1a（M）分化型UL0 > 3 cm	22（12.2%）
cT1a（M）未分化型UL0 > 2 cm	14（7.7%）
cT1a（M）未分化型UL1	9（5.0%）
cT1b（SM）	136（75.1%）

对象和方法

1. 研究①：关于高龄者相对适应证病变的背景和治疗效果的研究

以 2002—2015 年在本院经治的 cT1N0M0 早期胃癌中术前诊断为 ER 相对适应证病变，施行了内镜黏膜下剥离术（endoscopic submucosal dissection，ESD）或进行外科手术的 80 岁以上的病例为对象。所谓的相对适应证 cT1 病变即符合下述条件的病变：① cT1a（M）分化型 UL0 > 3 cm；② cT1a（M）未分化型 UL0 > 2 cm；③ cT1a（M）未分化型 UL1；④ cT1b（SM）。另外，除外了有同时性 / 异时性多发病变的病例，以及并存其他癌的病例。对于对象病例，回顾性地研究了患者的病变背景、治疗效果、长期效果。

2. 研究②：关于高龄者相对适应证病变的不同治疗方法长期效果的研究

在研究①的对象病例中，将最终只施行了 ESD 治疗的病例作为"ESD 组"，最终施行了外科手术的病例（包括 ESD 后追加外科切除的病例）作为"外科手术组"，分别就各组的病变背景和短期效果、长期效果进行了比较研究。在本研究中，作为评估患者全身状况的项目，分别就美国东部肿瘤协作组体力状态（Eastern Cooperative Oncology Group performance status，ECOG-PS）、美国麻醉医师协会全身状态（American Society of Anesthesiologists physical status，ASA-PS）、修订的 Charlson 并发症指数（updated Charlson comorbidity index，uCCI）、治疗前预后营养指数（Onodera's prognostic nutritional index，Onodera's PNI）和营养控制状况（controlling nutritional status，CONUT）进行了评估。另外，还对治疗后长期生存的术前的预后预测因素进行了分析。

3. 统计学分析

在单变量分析中，对类别数据（category data）进行了 χ^2 检验，对连续数据进行了 Wilcoxon 符号秩检验。此外，在多变量分析中采用了逻辑回归分析。在生存分析方面，生存曲线采用 Kaplan-Meier 法，生存曲线的比较采用时序检验（log-rank test），预后预测因素的分析采用 Cox 比例风险分析。统计分析使用了 Stata SE ver. 14.2 for Mac（Lightstone 公司产品），$P < 0.05$ 时有显著性意义。

结果

1. 研究①

所有病例的背景资料如**表1**所示。研究对象为 181 例 181 个病变，年龄中位数为 83 岁，男女比为 118∶63，以男性居多；病变部位以 M 区最多。另外，被判断为 ER 相对适应证的理由中最多的是 cT1b（SM）。

（1）短期效果

所有病例的临床经过如**图1**所示。初次治

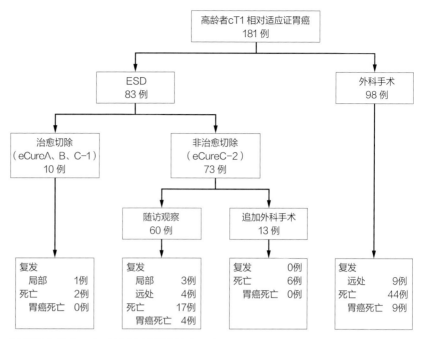

```
                    高龄者cT1 相对适应证胃癌
                           181 例
                              │
              ┌───────────────┴───────────────┐
              │                               │
           ESD                             外科手术
          83 例                            98 例
              │                               │
    ┌─────────┴──────────┐                    │
    │                    │                    │
 治愈切除            非治愈切除                  │
（eCurcA、B、C-1）   （eCureC-2）                │
    10 例              73 例                    │
    │                    │                    │
    │          ┌─────────┴────────┐           │
    │          │                  │           │
    │      随访观察           追加外科手术       │
    │       60 例              13 例           │
    │          │                  │           │
```

复发		复发		复发		复发	
局部	1例	局部	3例		0例	远处	9例
死亡	2例	远处	4例	死亡	6例	死亡	44例
胃癌死亡	0例	死亡	17例	胃癌死亡	0例	胃癌死亡	9例
		胃癌死亡	4例				

图1 高龄者cT1相对适应证病例的治疗经过。

表2 高龄者cT1相对适应证病变初次ESD的短期效果

病变数	83	组织分型	
肿瘤直径中位数（范围）	39（5~110）mm	分化型	62（74.7%）
病理浸润深度		未分化型	21（25.3%）
pT1a（M）	28（33.7%）	内镜根治度	
pT1b1（SM1）	10（12.1%）	eCure A、B、C-1	10（12.0%）
pT1b2（SM2）	42（50.6%）	eCure C-2	73（88.0%）
≥pT2（MP）	3（3.6%）	治疗相关偶发并发症	19（22.9%）
水平断端（+）	6（7.2%）	术后出血	10（12.0%）
垂直断端（+）	23（27.7%）	输血病例	1（1.2%）
溃疡表现（+）	24（29.3%）	术中穿孔	11（13.3%）
脉管浸润（+）	41（49.4%）	迟发穿孔	0
		急诊手术	0
		治疗相关死亡	0

疗施行 ESD 的为 83 例，初次治疗施行外科手术的为 98 例。初次治疗施行 ESD 病例的短期效果如**表2**所示。浸润深度为 pT1b2（SM2）的最多，占 50.6%；并且还有 3 例深于 pT2 的病例。另外，垂直切缘阳性病例占 27.7%，脉管浸润阳性病例占 49.4%；内镜根治度 A、B、C-1（eCure A、B、C-1）为 10 例，内镜根治度 C-2（eCure C-2）为 73 例。其中施行了追加外科切除的病例为 13 例，60 例未手术而进行了随访观察。

ESD 的偶发并发症有术中穿孔 11 例、术后出血 10 例、需要输血的病例 1 例，但没有需要急诊手术的病例。

在初次施行外科手术的病例中，相当于

表3 高龄者cT1相对适应证病变初次ESD的短期效果

	ESD组（n=70）	外科手术组（n=111）	P值
年龄中位数（范围）	84（80~96）岁	82（80~90）岁	<0.001
性别			
男性	45（64.3%）	73（65.8%）	0.839
女性	25	38	
ECOG-PS≥2	25（35.7%）	10（9.0%）	<0.001
ASA-PS≥3	12（17.1%）	23（20.7%）	0.553
CCI≥3	9（12.9%）	12（10.8%）	0.675
PNI<45	14（20.0%）	14（12.6%）	0.181
CONUT≥3	11（17.2%）	12（12.1%）	0.364
病变部位（U：M：L）	15：32：23	29：45：37	0.718
肿瘤直径中位数（范围）	30（7～70）mm	30（10～100）mm	0.783
浸润深度			
cT1a（M）	30	15	<0.001
cT1b（SM）	40（57.1%）	96（86.5%）	
溃疡表现（+）	26（37.7%）	31（27.9%）	0.171
组织分型			
分化型	48	80	0.614
未分化型	22（31.4%）	31（27.9%）	

eCure A、B、C-1 的病例有 12 例，因此在全部 181 例中，有 22 例（12.2%）相当于 eCure A、B、C-1。其中术前诊断有 15 例是 cT1b（SM）病例，6 例是 cT1a（M）分化型 UL1 > 30 mm 的病例，1 例是 cT1a（M）未分化型 UL1 病例。

外科手术的并发症有，Clavien-Dindo 分类 3 级以上的 8 例，感染/脓肿 2 例，吻合部溃疡出血、胰液漏出、小肠穿孔、空肠屈曲部上举所致的通过障碍、伤口裂开、呼吸功能不全各 1 例，对偶发性并发症需要追加外科手术的病例有 3 例。两组均无治疗相关死亡病例。

初次治疗后 90 天内死亡的病例在 ESD 组有 1 例，外科手术组有 1 例。ESD 后 90 天内死亡的 1 例是有高血压和前列腺癌病史的 80 多岁男性，虽然无偶发性疾病而施行了 ESD，但组织病理学诊断结果为 eCure C-2。在对标准治疗进行说明之后，根据患者的要求未施行追加外科手术，而是采取了随访观察的方案，但在治疗的 82 天后因吸入性肺炎死亡。外科手术 90 天内死亡的 1 例是有前列腺肥大病史的 80 多岁男性，施行了腹腔镜下幽门侧切除术 D1

清扫，除对尿路感染进行了保守治疗外，无术后并发症等，于术后 17 天出院。组织病理学诊断结果为相当于 eCure C-2，出院后无异常变化，定期进行门诊随访，但术后第 79 天在自家卫生间因心肺骤停而死亡。这两个病例的死因都被判断为与胃癌治疗无关。

（2）长期效果

在整个随访观察期间，观察期中位数为 52 个月，四分位距（interquartile range，IQR）为 26 ~ 64 个月，总死亡数/胃癌死亡数在 ESD 治愈切除（eCure A、B、C-1）组为 2 例（20.0%）/0 例，在 ESD 非治愈切除（eCure C-2）随访观察组为 17 例（28.3%）/4 例，在 ESD 非治愈切除（eCure C-2）追加外科手术组为 6 例（46.2%）/0 例，在初次外科手术组为 44 例（44.9%）/9 例（**图1**）。另外，关于远处转移复发病例，在 ESD 非治愈切除随访观察组见有 4 例（6.7%），在初次外科手术组见有 9 例（9.2%），所有病例均因原发病死亡，总生存期（overall survival，OS）中位数为 17 个月（IQR 9 ~ 31 个月）。关于局部复发病例，在

表4 高龄者cT1相对适应证病变不同治疗方法的组织病理学诊断结果

	ESD组（n=70）	外科手术组（n=111）	P值
肿瘤直径中位数（范围）	40（5～110）mm	37（7～204）mm	0.936
浸润深度			
pT1a（M）	28（40.0%）	23（20.7%）	0.003
pT1b1（SM1）	8（11.4%）	9（8.1%）	
pT1b2（SM2）	31（44.3%）	58（52.3%）	
≥pT2（MP）	3（4.3%）	21（18.9%）	
水平断端（+）	6（8.6%）	—	—
垂直断端（+）	21（30.0%）	—	—
溃疡表现（+）	22（31.9%）	25（24.0%）	0.256
脉管侵袭（+）	29（41.4%）	65（58.6%）	0.025
组织分型			
分化型	51（72.9%）	74（66.7%）	0.380
未分化型	19（27.1%）	37（33.3%）	
淋巴结转移	—	28（25.2%）	—
相当于ESD治愈切除（eCura A、B、C-1）	10（14.3%）	12（10.8%）	0.486

ESD治愈切除组的eCure C-1病例中见有1例，在ESD非治愈切除随访观察组见有3例；作为追加治疗，1例施行了外科手术，1例施行了再次ESD，2例进行了随访观察，但没有因原发病死亡的病例。

2. 研究②

在本研究的分组定义上，把ESD治愈切除组和ESD非治愈切除随访观察组合起来作为"ESD组"，共70例；把ESD非治愈切除追加外科手术组和初次外科手术组合起来作为"外科手术组"，共111例。ESD组和外科手术组的背景资料如**表3**所示。年龄中位数在ESD组为84岁，在外科手术组为82岁，ESD组明显高龄；男女比例基本相同。在ECOG-PS方面，ESD组得分较高的患者较多，而在ASA-PS、CCI、PNI、CONUT等指标上两组间未见显著性差异。在病变背景方面，术前诊断cT1b（SM）的比例在外科手术组明显偏高（ESD组57.1%，外科手术组86.5%，P < 0.001）。关于其他的病变背景方面，在两组间未见显著性差异。

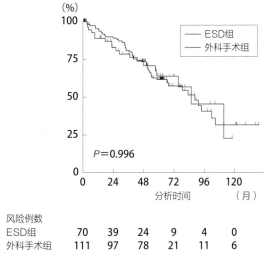

风险例数						
ESD组	70	39	24	9	4	0
外科手术组	111	97	78	21	11	6

图2 ESD组和外科手术组的总生存曲线。

（1）短期效果

组织病理学诊断结果如**表4**所示。病理学浸润深度pT1b2（SM2）的病例中，ESD组占44.3%，外科手术组占52.3%，深于pT2的病例也多见于外科手术组。脉管浸润阳性病例为ESD组占41.4%，外科手术组占58.6%，以外

表5 与治疗后长期预后相关的术前因素

术前因素		例数	3年生存率（95%CI）	单变量分析			多变量分析		
				HR	95%CI	P值	HR	95%CI	P值
患者背景									
性别	男性	118	76.3%（67.0~83.4）	2.07	1.17~3.68	0.013	2.67	1.18~4.78	0.016
	女性	63	86.9%（74.5~93.5）	Ref			Ref		
ECOG-PS	0~1	146	81.8%（74.0~87.4）	Ref			—	—	—
	≥2	35	70.9%（50.2~84.3）	1.33	0.73~2.43	0.357	—	—	—
ASA-PS	1~2	146	79.4%（71.4~85.4）	Ref			—	—	—
	≥3	35	82.5%（62.8~92.3）	1.55	0.90~2.68	0.116	—	—	—
uCCI	0~2	160	79.4%（71.8~85.2）	Ref			—	—	—
	≥3	21	83.6%（57.3~94.4）	1.33	0.68~2.60	0.411	—	—	—
PNI	≥45	153	84.1%（76.8~89.2）	Ref			Ref		
	<45	28	52.8%（29.8~71.3）	2.74	1.48~5.10	0.001	3.25	1.39~7.62	0.007
CONUT	0~2	140	84.1%（76.4~89.4）	Ref			Ref		
	≥3	23	60.6%（31.8~80.4）	2.69	1.34~5.39	0.005	1.28	0.53~3.10	0.584
病变背景									
病变部位	U	44	83.9%（67.6~92.4）	Ref			—	—	—
	M	77	82.2%（70.8~89.5）	0.83	0.44~1.54	0.546	—	—	—
	L	60	74.1%（60.2~83.8）	1.27	0.70~2.33	0.432	—	—	—
肿瘤直径	<30mm	81	74.1%（62.0~82.8）	Ref			—	—	—
	≥30mm	100	84.4%（75.1~90.5）	0.72	0.45~1.16	0.175	—	—	—
浸润深度	cT1a（M）	45	86.6%（70.8~94.2）	Ref			—	—	—
	cT1b（SM）	136	77.9%（69.4~84.3）	1.49	0.80~2.77	0.211	—	—	—
溃疡表现	（-）	123	76.8%（67.6~83.7）	Ref			—	—	—
	（+）	57	86.4%（73.5~93.3）	0.67	0.39~1.17	0.157	—	—	—
组织分型	分化型	128	82.2%（73.8~88.1）	Ref			—	—	—
	未分化型	53	74.3%（59.1~84.5）	0.92	0.55~1.56	0.770	—	—	—
治疗方针									
	ESD	70	78.5%（64.4~87.5）	Ref			—	—	—
	外科手术	111	80.8%（72.0~87.0）	1.00	0.59~1.70	0.996	—	—	—

CI: confidence interval，可信区间；HR: hazard ratio，风险比。

科手术组居多。在外科手术组还见有淋巴结转移28例（25.2%）。

（2）长期效果

在随访观察期间（中位数：ESD组为34个月，外科手术组为61个月），ESD组和外科手术组的总死亡病例分别为19例（27.1%）和50例（45.0%），其中胃癌死亡病例的比例分别为4例（21.1%）和9例（18.0%）。OS的Kaplan-Meier曲线如**图2**所示。ESD组和外科手术组的生存曲线大致重叠，通过时序检验未见显著性差异（P = 0.996）。

（3）对于治疗后长期生存的术前的预后预测因素

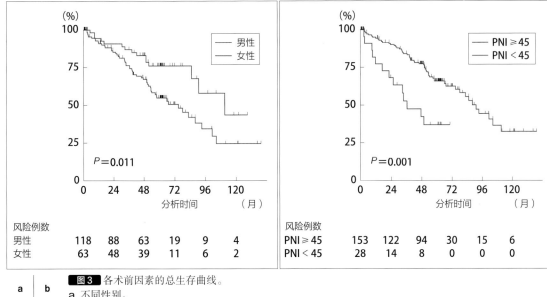

图3 各术前因素的总生存曲线。
a 不同性别。
b 不同PNI。

接着，对治疗后长期生存患者的术前因素进行了分析。关于术前因素的各项目及其与治疗方案（仅 ESD / 有外科手术）和 OS 之间的关系，进行单变量分析及多变量分析的结果如**表 5** 所示。通过分析得知，性别和 PNI 是对治疗后长期生存具有显著性意义的独立影响因素 [男性：风险比（hazard ratio，HR）为 2.67，95% 可信区间（confidence interva，CI）为 1.18 ~ 4.78，P = 0.016；PNI < 45：HR 为 3.25，95%CI 为 1.39 ~ 7.62，P = 0.007]。不同性别和不同 PNI 的 OS 如**图 3** 所示。女性的 OS 明显优于男性（P = 0.011），另外，PNI 方面，显示 PNI 良好组的 OS 更长（P = 0.001）。还有，在 PNI 良好组，当比较 ESD 组和外科手术组的 OS 时，发现两组之间无显著性差异（P = 0.425，**图 4**）。以上结果提示：①因性别和 PNI 的不同，治疗后的长期效果也不同；②对于 PNI 良好的病例，ESD 和外科手术的长期效果可能没有差别。

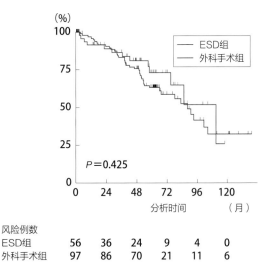

图4 在PNI≥45病例的ESD组和外科手术组的总生存曲线。

病例

[**病例 1**] 82 岁，男性（**图 5**）。

在因胃不适而接受精查时被指出有病

变。术前检查的结果诊断为：早期胃癌，0- Ⅱ a，cT1b（SM），UL0 30mm，tub1。 为疑似 SM 浸润的病变，虽然是 ER 相对适应证病变，但考虑到年龄和合并的疾病，在充分说明转移风险的基础上获得同意后，施行了 ESD。在 ESD 中无偶发性并发症，整块切除

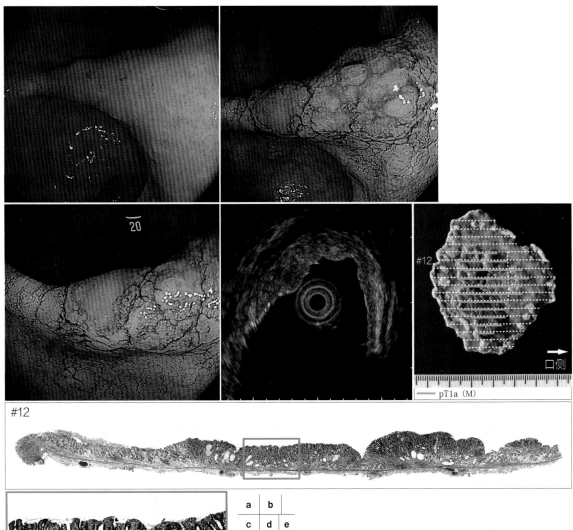

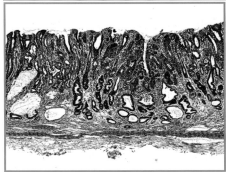

a	b	
c	d	e
	f	
g		

图5 ［**病例1**］82岁，男性。对疑似SM浸润的相对适应证病变施行了ESD，为eCure A。治疗后经过了5年，现无复发生存。

a 白光观察像。在胃角部小弯后壁见有30mm大小、发红、粗糙的伴有上皮性变化的隆起性病变。

b,c 靛胭脂染色像。在病变内前壁侧有7mm大小、有一定硬度的凹陷，怀疑该部位有SM浸润。诊断为早期胃癌，0-Ⅱa，cT1b（SM），UL0，30mm。活检为tub1。

d 超声内镜（endoscopic ultrasonography，EUS）像。扫查出以第1、2层为主体的低回声肿瘤，第3层变薄，诊断为浸润深度SM2。

e ESD切除标本的标测图。

f,g 相当于术前检查中疑似SM浸润部位的HE染色像（**g**为**f**的绿框部放大像）。无向黏膜下的浸润，组织病理学诊断结果为：腺癌（adenocarcinoma），0-Ⅱa+Ⅱc，45mm×35mm，tub1 tub2，pT1a（M），Ly0，V0，UL0，pHM0，pVM0，为eCure A。

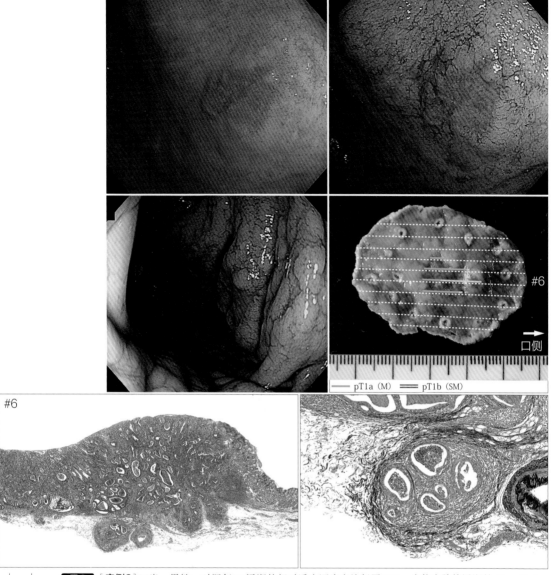

a	b
c	d
e	f

图6 ［病例2］84岁，男性。对疑似SM浸润的相对适应证病变施行了ESD，为伴有脉管浸润的eCure C-2。患者希望无治疗随访观察，无复发，术后现已过去了6.5年。

a 白光观察像。从贲门部到胃底部前壁见有10 mm大小、发红的凹陷性病变。

b 靛胭脂染色像。为整体上有隆起趋势的病变，是有区域性的边缘不规则的病变，诊断为胃癌。

c 为脱气后有一定硬度的病变，怀疑是SM浸润。

d ESD切除标本的标测图。

e HE染色像。以中分化为主体的腺癌增殖，在口侧浸润于黏膜下。

f EVG（Elastia-van Gieson）染色像。在黏膜下浸润部呈静脉浸润阳性。组织病理学诊断结果是：腺癌（adenocarcinoma），0-Ⅱc，17mm×12mm，tub2 > tub1 > por，pT1b2（SM2），2,250μm，Ly0，V2，pHM0，pVM0，为eCure C-2。

了病变，术后经过良好。组织病理学诊断结果为：腺癌（adenocarcinoma），0-Ⅱa+Ⅱc，45mm×35mm，tub1 tub2，pT1a（M），Ly0，V0，UL0，pHM0，pVM0，eCure A。治疗后经

过了5年，现无复发生存。

［**病例2**］ 84岁，男性（**图6**）。

因胃痛而到医院就诊，被指出有病变。术前详细检查的结果诊断为：早期胃癌，0-Ⅱc，

cT1b（SM），10 mm，tub2。通过 CT 没有发现明显的转移。在充分说明转移风险并征得同意后施行了 ESD。在 ESD 中无偶发性并发症，整块切除了病变，术后经过良好。组织病理学诊断结果为：腺癌（adenocarcinoma），0-Ⅱc，17mm×12mm，tub2 > tub1 > por，pT1b2（SM2），2,250μm，Ly0，V2，pHM0，pVM0，eCure C-2。外科医生还对追加外科手术进行了说明，但患者以高龄为理由希望进行无治疗随访观察。治疗后 6.5 年过去了，无复发。

讨论

对于不符合 ER 适应证病变的早期胃癌，根据考虑到转移风险的根治度，外科手术是标准治疗。但是，在高龄者的诊疗上，背景因素方面伴有共患疾病风险的病例很多，并且对自然预后的影响也大。例如，在胃癌外科手术后，尽管术后的疾病特异性死亡率（cause specific survival，CSS）在高龄者和年轻人中没有区别，但在高龄者因其他疾病导致的死亡较多，OS 也以高龄者明显更低。在进行伴有侵袭的治疗时，有必要对其结果充分评估，但对于原本长期预后较差的对象，其意义降低。另外，通过利用外科胃切除术的日本国家临床数据库（National Clinical Database，NCD）的分析表明，高龄是与术后并发症和手术相关死亡密切相关的危险因素，外科手术时安全方面的风险也增高。另一方面，研究表明，ESD 即使对高龄者也可安全施行。因此，对于高龄者不一定要进行基于根治性的治疗选择，而是要优先考虑治疗后的预后，也有必要考虑比标准治疗减少了侵袭的微创治疗。对于高龄者 ER 相对适应证的早期胃癌来说，如果单位时间内的预后与标准治疗相比良好，以诊断为目的或以局部控制为目的施行 ER 治疗也可能是一种有效的选择。

作为优先施行内镜治疗的优点，首先可以举出的有，即使是术前诊断为 ER 相对适应证的病变，也有不少是可以进行 ER 根治性切除的病例。如前所述，在被诊断为相对适应证而施行了 ER 或外科手术的高龄者 cT1 病变中，有 12.2%（22/181 例）是相当于 eCure A、B、C-1 的病变。在选择外科手术作为初次治疗的病例中，也有相当于 eCure A、B 的病变被包括在这 12.2% 的患者中，对于这样的病例，如果能够选择内镜治疗其意义非常大。

另外，如果是仅限于高龄者允许 1% 以上的转移风险的话，即使是相当于 eCura C-2 的病变也有选择 ER 的余地。在本研究中，ESD 的结果为 eCure C-2 而选择了随访观察的病例中，远处转移复发为 4 例（6.7%）；另外，在死亡的 17 例中，胃癌死亡也只有这 4 例。虽然这个数值是高还是低尚有争论的余地，但另一方面在初次治疗施行了外科手术的病例中也见有 9 例（9.2%）远处转移复发而因胃癌死亡，认为是即使选择施行外科手术也很难完全避免原发病死亡的对象病例。

根据这些结果，在短期效果、长期效果及安全性方面，对于高龄者的相对适应证 cT1 病变选择内镜治疗具有优势，而且结局（outcome）也有可能被允许。但是，关于引起远处转移复发的病例，全部病例都是因原发病死亡，被认为是预后不良。

那么，在治疗后的预后预测和治疗方法的选择方面，有没有有用的术前的指标呢？虽然还没有确定的客观指标，但是近年来有多篇报道通过评估高龄者的术前全身状态研究治疗后的预后。Sekiguchi 等提出，在施行 ESD 的 85 岁以上的高龄者，PNI 低的情况下 OS 不良。关于 PNI 也有外科胃切除术的报道，同样 PNI 低是术后 OS 预后不良的因素。Yoshifuku 等还发现，对于 85 岁以上的 ER 适应证早期胃癌患者，因有无共存疾病而 ESD 后的长期效果不同。关于共存疾病的评分中虽然有 CCI，但 Toya 等发现，对于 75 岁以上的 ESD 非治愈切除病例，CCI ≥ 3 为预后不良因素。这样一来我们就清楚了，通过评估高龄者的术前全身状态，有可能进行早期胃癌治疗后的预后预测和风险分类。

在本次以 80 岁以上患者的相对适应证 cT1

病变为对象的研究中，研究了包括全身状态指标在内的术前的临床病理学因素与长期生存之间的关系，结果发现性别和 PNI 是可以预测长期生存的因素。因性别不同而预后不同这一点在外科手术病例中也得到了证明，虽然男女均为年龄越大外科手术后的 5 年生存率越低，但与男性相比，女性在高龄组的 5 年生存率更高。在胃癌以外的死因增加的高龄者中，即使考虑到男女的平均寿命，认为女性的预后比男性好也是合理的结果。关于 PNI，已经在其他以高龄者为对象的胃 ESD/ 外科胃切除术的研究中被证明可以作为预后预测因素，因此认为 PNI 在高龄者治疗后的预后预测上是有用的术前评估项目。此外，研究还显示，对于 PNI ≥ 45 的病例，仅施行 ESD 的情况和施行外科手术的情况在长期预后方面没有显著性差异，因此认为对于高龄者来说，仅施行 ESD 后进行随访观察可以被允许作为选择之一。

目前，作为对高龄者 ER 病变相对适应证的前瞻性研究，日本临床肿瘤学组（Japanese Clinical Oncology Group，JCOG；http://www.jcog.jp）正在进行"关于内镜黏膜下剥离术对早期胃癌的高龄者适应证的Ⅲ期单组验证性试验"（JCOG1902 试验）。本试验是从过去的外科手术病例数据库中选出淋巴结转移风险低于 10% 的早期胃癌为对象，验证仅限于高龄者内镜治疗扩大适应证的试验。具体作为对象的是：① 3 cm 以下的 cT1b（SM）分化型 / 未分化型；② UL0 的 2 cm 以上 3 cm 以下的 cT1a（M）未分化型；③ UL1 的 3 cm 以下的 cT1a（M）未分化型，具有被判断为有可能通过 ESD 整块切除的早期胃癌的高龄者（男性 75 岁以上，女性 80 岁以上）。治疗方案是：首先施行 ESD，即使是相当于 eCure C-2，如果是断端阴性 / 脉管浸润阴性，3 cm 以下的浅于 pT1b（SM）的病变（EL-1），或者是既不符合 EL-3（脉管浸润阳性 / 垂直切缘阳性 / 深于 pT2（MP）/pT1b（SM）＞ 3 cm 的未分化型癌），也不符合 EL-1 的病变（EL-2），则不施行追

加治疗而进行随访观察；对于相当于 EL-3 的病变，施行追加外科手术。将"EL-1 患者的 5 年生存率"和"所有合格病例的 5 年生存率"这两项设定为共同主要疗效指标（co-primary endpoints），与"从一开始就施行外科胃切除术"的标准治疗相比较，验证生存时间是否更短。本试验预计于 2020 年 4 月开始，用 3 年时间登记病例，病例登记结束后追踪随访 5 年时间。

结语

本文展示了对于高龄者内镜治疗相对适应证病变的 ESD 及外科手术的效果。对于高龄者，指南推荐的根治性治疗并不一定能取得与治疗的侵袭程度相匹配的长期效果。因此，需要继续对高龄者特有的术前的预后预测因素和治疗的适应证标准 / 治愈判定标准进行验证。

参考文献
[1]日本胃癌学会（编）．胃癌治療ガイドライン，第5版．金原出版，2018.
[2]Charlson ME, Pompei P, Ales KL, et al. A new method of classifying prognostic comorbidity in longitudinal studies: development and validation. J Chronic Dis 40: 373–383, 1987.
[3]Quan H, Li B, Couris CM, et al. Updating and validating the Charlson comorbidity index and score for risk adjustment in hospital discharge abstracts using data from 6 countries. Am J Epidemiol 173: 676–682, 2011.
[4]小野寺時夫，五関謹秀，神前五郎．Stage Ⅳ・Ⅴ（Ⅴは大腸癌）消化器癌の非治癒切除・姑息手術に対するTPNの適応と限界．日外会誌 85: 1001–1005, 1984.
[5]Ignacio de Ulibarri J, González-Madroño A, de Villar NG, et al. CONUT: a tool for controlling nutritional status. First validation in a hospital population. Nutr Hosp 20: 38–45, 2005.
[6]Hirasawa T, Gotoda T, Miyata S, et al. Incidence of lymph node metastasis and the feasibility of endoscopic resection for undifferentiated-type early gastric cancer. Gastric Cancer 12: 148–152, 2009.
[7]Gotoda T, Yanagisawa A, Sasako M, et al. Incidence of lymph node metastasis from early gastric cancer: estimation with a large number of cases at two large centers. Gastric Cancer 3: 219–225, 2000.
[8]Kunisaki C, Akiyama H, Nomura M, et al. Comparison of surgical outcomes of gastric cancer in elderly and middle-aged patients. Am J Surg 191: 216–224, 2006.
[9]Nunobe S, Oda I, Ishikawa T, et al. Surgical outcomes of elderly patients with Stage I gastric cancer from the nationwide registry of the Japanese Gastric Cancer Association. Gastric Cancer 23: 328–338, 2020.
[10]Bando E, Kojima N, Kawamura T, et al. Prognostic value of

age and sex in early gastric cancer. Br J Surg 91: 1197–1201, 2004.

[11]Watanabe M, Miyata H, Gotoh M, et al. Total gastrectomy risk model: data from 20,011 Japanese patients in a nationwide internet–based database. Ann Surg 260: 1034–1039, 2014.

[12]Kurita N, Miyata H, Gotoh M, et al. Risk model for distal gastrectomy when treating gastric cancer on the basis of data from 33,917 Japanese patients collected using a nationwide web–based data entry system. Ann Surg 262: 295–303, 2015.

[13]Watanabe K, Hikichi T, Nakamura J, et al. Endoscopic submucosal dissection for early gastric cancer in very elderly patients age 85 or older. Endosc Int Open 5: E17–24, 2017.

[14]Yang TC, Hou MC, Chen PH, et al. Clinical outcomes and complications of endoscopic submucosal dissection for superficial gastric neoplasms in the elderly. Medicine (Baltimore) 94: e1964, 2015.

[15]Yamaguchi H, Fukuzawa M, Kawai T, et al. Impact of gastric endoscopic submucosal dissection in elderly patients: The latest single center large cohort study with a review of the literature. Medicine (Baltimore) 98: e14842, 2019.

[16]Abe N, Gotoda T, Hirasawa T, et al. Multicenter study of the long–term outcomes of endoscopic submucosal dissection for early gastric cancer in patients 80 years of age or older. Gastric Cancer 15: 70–75, 2012.

[17]Kakushima N, Fujishiro M, Kodashima S, et al. Technical feasibility of endoscopic submucosal dissection for gastric neoplasms in the elderly Japanese population. J Gastroenterol Hepatol 22: 311–314, 2007.

[18]Sekiguchi M, Oda I, Suzuki H, et al. Clinical outcomes and prognostic factors in gastric cancer patients aged ≧85 years undergoing endoscopic submucosal dissection. Gastrointest Endosc 963: 972, 2017.

[19]Lee JY, Kim HI, Kim YN, et al. Clinical significance of the prognostic nutritional index for predicting short– and long–term surgical outcomes after gastrectomy: a retrospective analysis of 7781 gastric cancer patients. Medicine (Baltimore) 95: e3539, 2016.

[20]Yoshifuku Y, Oka S, Tanaka S, et al. Long–term prognosis after endoscopic submucosal dissection for early gastric cancer in super–elderly patients. Surg Endosc 30: 4321–4329, 2016.

[21]Toya Y, Endo M, Nakamura S, et al. Long–term outcomes and prognostic factors with non–curative endoscopic submucosal dissection for gastric cancer in elderly patients aged ≧75 years. Gastric Cancer 838: 844, 2019.

Summary

Short– and Long–term Outcomes of Endoscopic Submucosal Dissection for T1 Early Gastric Cancer Beyond the Indication in Elderly Patients (≧80 Years)

Yoshihiro Kishida[1], Kohei Takizawa,
Yoichi Yamamoto, Yohei Yabuuchi,
Masao Yoshida, Noboru Kawata,
Etsuro Bando[2], Masanori Terashima,
Hiroyuki Ono[1]

Surgery is the standard of care for cT1 EGC (early gastric cancer) beyond the indications for ER (endoscopic resection), but providers may opt for ER for reasons such as age and comorbidities. However, there are few reports on the outcomes of these treatments, and there is no consensus on treatment selection and effectiveness. In this study, we evaluated the outcomes of ESD (endoscopic submucosal dissection) and surgery for cT1 EGC beyond ER indication in elderly patients (≧80 years). Twelve percent of the lesions were pathologically eCureA, B, and C–1. In patients who were followed up without surgery after eCureC–2 resection of ESD, the rate of deaths from gastric cancer was about 23.5% of all deaths.

On the other hand, deaths from gastric cancer were also found in 20.5% of all deaths in patients who underwent surgery for initial treatment. In a case comparison of ESD alone and surgery, the survival curves of the two groups did not differ significantly, and gender and prognostic nutritional index were extracted as preoperative prognostic factors contributing to survival. In elderly patients, factors other than curability may affect long–term survival ; thus, these factors should be considered in determining the treatment plan.

[1]Division of Endoscopy, Shizuoka Cancer Center, Shizuoka, Japan.
[2]Division of Gastric Surgery, Shizuoka Cancer Center, Shizuoka, Japan.

内镜治疗对高龄早期胃癌患者的长期效果和适应证

胁 幸太郎 [1]

前川 聪

上堂 文也

庄司 绫香

井上 贵裕

松枝 克典

三宅 宗彰

福田 弘武

七条 智圣

金坂 卓

山本 幸子

竹内 洋司

东野 晃治

石原 立

道田 知树

摘要● 关于内镜治疗对高龄早期胃癌患者的适应证，目前尚无充分的认识。此次以在笔者所在医院施行了内镜治疗的80岁以上的早期胃癌患者158例为对象进行了研究。年龄中位数为82岁，治疗5年后的预后完访率为84.8%。在随访观察期间确认有42例死亡，因胃癌而死亡的患者仅有4例，为远处转移复发。5年总生存率为76.3%，对患者及病变因素进行分析的结果，发现"PNI < 48.1"是独立的生存预后不良因素。关于适应证方面，目前还不能得出明确的结论，但笔者认为今后对包括营养状态在内的患者因素以及包括早期胃癌自然发展史在内的病变因素进行进一步的研究，开发能够综合性判断的指标是非常重要的。

关键词 早期胃癌 高龄者 内镜治疗 长期预后

[1] 大阪国際がんセンター消化管内科 〒541–8567 大阪市中央区大手前 3 丁目 1–69 E–mail：waki–ko@mc.pref.osaka.jp

前言

日本的老龄化逐年变得严重，2018 年 65 岁以上的人口在总人口中所占的比例（老龄化率）为 28.1%，75 岁以上的高龄者人口所占比例为 14.2%，所以认为诊断 / 治疗高龄早期胃癌患者的机会在增加。另外，在最近的 20 年，85 岁以上人口中的胃癌死亡人数有明显增加的趋势，所以防止高龄者胃癌死亡的对策十分重要。笔者认为，为了防止高龄者的胃癌死亡，特别是对于早期胃癌，微创且能够获得根治的内镜治疗 [内镜黏膜下剥离术（endoscopic submucosal dissection，ESD）、内镜下黏膜切除术（endoscopic mucosal resection，EMR）] 起着重要的作用。迄今为止，虽然有多篇关于 ESD/EMR 对高龄早期胃癌患者的治疗有用的报道，但仅是评估了对根据病变因素确定的适应证病变的处置完成程度和术中并发症的发生率，而关于从包括年龄在内的患者因素角度判断适应证的问题尚无充分的认识。但是，在实际临床中，关于高龄早期胃癌患者的内镜治疗适应证，由于身体功能、认知功能、并存疾病、营养状态等患者背景的问题，往往难以判断。

此次，我们以在笔者医院过去施行了治疗的高龄早期胃癌患者为对象，从病变因素和患者因素的角度调查了长期效果，考察了对高龄

表1	患者背景因素的评估项目（PS）
PS	
0	可以不受限制地进行日常生活
1	肉体上剧烈活动受限，但可以步行，能够做些轻体力劳动
2	可以步行，自己身边的事情都可以做，但是不能劳动。白天50%以上的时间是在床外度过的
3	只能做有限的自己身边的事情。白天50%以上的时间是在床上或椅子上度过的
4	完全动不了。完全在床上或椅子上度过

PS：performance status，体力状态。
〔根据"National Institutes of Health. CTC v2.0 Appendix Ⅲ. https://ctep.cancer.gov/protocol Development /electronic_applications/docs/ctcv20_4-30-992.pdf（2020年9月29日访问）"作成〕

表2	患者背景因素的评估项目（CCI）
CCI	
曾患心肌梗死	1分
有心力衰竭治疗史	1分
曾患外周血管疾病	1分
曾患脑血管疾病	1分
偏瘫	2分
慢性肺病	1分
需要治疗的糖尿病	1分
糖尿病的3大并发症 视网膜病、肾病、神经损伤	2分
中度以上的肾功能衰竭（Cr>3 mg/dL）	2分
慢性肝损伤（B型肝炎、C型肝炎、无门脉高压的肝硬化）	1分
中度以上的肝损伤（有门脉高压的肝硬化）	3分
曾患消化性溃疡	1分
淋巴瘤	2分
白血病	2分
无转移的实体癌	2分
转移性肿瘤	6分
阿尔茨海默病	1分
胶原病	1分
HIV/AIDS	6分

CCI：Charlson comorbidity index，Charlson并发症指数；
HIV：human immunodeficiency virus，人免疫缺陷病毒；
AIDS：acquired immuno deficiency syndrome，获得性免疫缺陷综合征。
〔转载自"Charlson ME, et al. A new method of classifying prognostic comorbidity in longitudinal studies：development and validation. J Chronic Dis 40：373-383，1987"，有改动〕

早期胃癌患者的适当的内镜治疗适应证。另外，根据本书的规定，本文中"高龄者"的定义为80岁以上。

对象和方法

以2007年1月—2012年12月在本院对早期胃癌施行了内镜治疗的158例80岁以上的高龄患者为对象。根据病变的内镜表现（病变大小、浸润深度、组织分型、有无溃疡），以及患者的全身状态、有无合并疾病、患者的治疗意愿综合性判断治疗的适应证。

作为各病例的患者背景因素，研究了年龄、性别、体力状态（performance Status，PS；**表1**）、美国麻醉医师协会全身状态（American Society of Anesthesiologists physical Status，ASA-PS）、预后营养指数（prognostic nutritional index，PNI；10 × 人血白蛋白值 + 0.005 × 淋巴细胞总数）、Charlson并发症指数（Charlson comorbidity Index，CCI；**表2**）。另外，作为病变因素，研究了基于切除标本的组织学表现（大小、组织分型、浸润深度、脉管浸润、溃疡及溃疡瘢痕、切除断端）的内镜根治度（eCura）。对于同日或同年度施行了多个病变治疗的病例，以恶性度较高的病变（浸润深度深、瘤体直径大）为主病变进行了分析。

评估项目方面，作为短期效果，对对象病例的全部病变评估了内镜下整块切除率、R0切除率以及不良事件（穿孔、术后出血、吸入性肺炎）发生率。内镜下整块切除定义为：对一个病灶仅施行一次切除，R0切除在切缘未发现癌。关于各不良事件的定义：穿孔是在术中通过内镜可辨识腹膜的情况，或术后在胸腹部X线检查或CT中可确认游离气体（free air）的情况；术后出血为治疗后有吐血、黑便等症状，或在急诊内镜检查中见有胃内血凝块或活动性

表3 患者背景（n = 158）	
年龄中位数（范围）	82（80~93）岁
性别（男：女）	103：55
PS（0~1：2~4）	156：2
ASA-PS（1：2：3）	24：86：48
PNI中位数*	48.4（31.4~59.6）
CCI（0：1：2：3：4：≥5）	50：41：39：18：8：2
抗血栓药（无：有）	104：54
胃状态（正常：残胃：胃管）	150：7：1
主病变肿瘤直径中位数（范围）**	15（8~93）mm
主病变肉眼分型（0-I，IIa：0-IIb，IIc，III）	95：87
主病变主要组织分型（分化型：未分化型）	172：10
主病变壁浸润深度（M：SM1：SM2）	146：10：26
主病变淋巴管浸润（Ly-：Ly+）	166：16
主病变静脉浸润（V-：V+）	176：6
主病变内镜根治度（A：B：C-1：C-2）	104：10：4：40

*：PNI 在12例缺失，**：主病变肿瘤直径在2例缺失。
ASA-PS：American Society of Anesthesiologists physical status，美国麻醉医师协会全身状态；CCI：Charlson comorbidity index，Charlson并发症指数；PNI：prognostic nutritional index，预后营养指数；PS：performance status，全身状态。

表4 短期治疗效果（n = 182）	
治疗法（ESD：EMR）	168：14
内镜整块切除率	96.7%（176：6）
R0切除率	92.3%（168：14）
不良事件发生率（穿孔：术后出血：吸入性肺炎）	4.4%：7.7%：2.2%
内镜根治度（eCura，A：B：C-1：C-2）	127：10：4：41

EMR：endoscopic mucosal resection，内镜下黏膜切除术；ESD：endoscopic submucosal dissection，内镜黏膜下剥离术。

析确定。

结果

1. 背景因素

患者背景资料如**表3**所示。年龄中位数为82岁，男性103例，女性55例。PS 2以上的只有2例。口服抗血栓药的比例为34.2%（54/158例）。主病变的eCura：104个病变为A，10个病变为B，4个病变为C-1，40个病变为C-2。

2. 短期效果

病变背景和短期治疗效果如**表4**所示。包括同一天进行多个病变治疗的患者在内，一共有158例182个病变施行了内镜切除（ESD 168个病变、EMR 14个病变），内镜整块切除率为96.7%，R0切除率为92.3%。

不良事件为：穿孔8例（4.4%），术后出血14例（7.7%），吸入性肺炎4例（2.2%）。在穿孔病例中，7例通过内镜缝合和保守治疗治愈，但ESD后第13天有1例发生了迟发性穿孔，施行了急诊外科手术。术后出血病例均采用内镜止血术进行了保守治疗，但其中1例在ESD后第10天因术后出血引起的出血性休克而死亡。围期死亡只有这1例。

eCura 分别为：A类127个病变，B类10个病变，C-1类4个病变，C-2类41个病变。在 eCura C 的病例中，对1例C-1病变在分割切除后立即施行了光动力学疗法（photodynamic therapy，PDT）。对4例C-2病变施行了追加

出血的情况；吸入性肺炎是有发热或咳嗽症状，且在胸部X线检查或CT中诊断为吸入性肺炎的情况。

另外，作为长期效果，评估了治疗7年后的复发率、总生存率、疾病特异性生存率。复发分为局部复发和远处转移；总生存率是按不同病变和不同患者因素进行生存率的比较。关于复发和生存，通过电子病历、大阪府癌症登记数据库以及向家庭医生咨询确认。

累计生存率和累计复发率用Kaplan-Meier法表示，组间比较采用log-rank检验。对贡献于总生存率因素的多变量分析采用Cox比例风险回归模型进行了分析。ASA-PS、PNI、CCI的cut-off值采用受试者工作特征曲线（receiver operating characteristic，ROC）分

表5 局部转移和远处转移复发病例

病例	标准治疗日年龄	性别	标准治疗病变病理						追加手术	复发种类	到转移复发的时间	对复发的治疗	转归
			大小	组织分型	浸润深度	脉管浸润	UL	断端					
①	82岁	男性	28	por	pT1a	0	0	0	无	局部	2.07年	再次ESD	生存
②	84岁	男性	—	tub1	pT1a	0	1	HMX	无	局部	0.90年	PDT	生存
③	87岁	男性	38	tub1	pT1a	0	0	0	无	局部	0.90年	再次ESD	其他病死亡
④	86岁	女性	25	por	pT1b2	Ly1，V1	0	VM1	无	远处	0.86年	—	原病死亡
⑤	80岁	男性	18	tub2	pT1b2	0	1	0	无	远处	1.42年	—	原病死亡
⑥	80岁	女性	30	tub1	pT1b2	Ly1	1	0	有	远处	1.02年	—	原病死亡
⑦	80岁	女性	75	tub2	pT1a	0	1	0	无	远处	3.47年	—	原病死亡

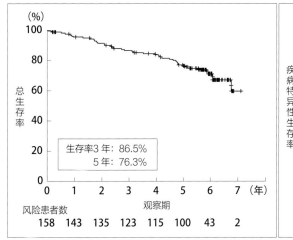

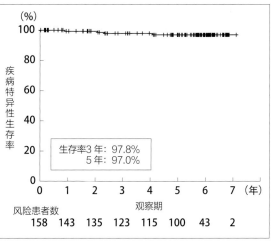

图1 到治疗后7年的累计总生存率和累计疾病特异性生存率。
a 累计总生存率。
b 累计疾病特异性生存率。

外科手术，而对其他病例未施行追加治疗，进行随访观察。

3. 长期治疗效果
（1）复发（**表5**）

随访观察期间发现局部复发3例（1.9%），远处转移复发4例（2.5%）。局部复发3例中有2例切缘为阴性。局部复发病例自术后到复发的时间为0.90～2.07年，比远处转移复发病例时间短；1例施行了PDT，2例施行了ESD。远处转移复发的4例均为eCura C-2，1例施行了追加手术，其余3例未接受追加治疗，进行随访观察。自术后到复发的时间为0.86～3.47年，远处转移复发的4例均因原发病死亡。

（2）关于生存率的研究（**图1**、**图2**，**表6**）

到治疗后7年的累计总生存率和累计疾病特异性生存率如**图1**所示。治疗5年后的预后完访率为84.8%。随访观察期共有42例死亡病例，但多数为因其他病死亡，胃癌死亡只有远处转移复发的4例。3年和5年的总生存率分别为86.5%和76.3%，疾病特异性生存率分别为97.8%和97.0%。

通过Cox比例风险回归模型分析与总生存率相关因素的结果如**表6**所示。在单变量分析中只有PNI＜48.1为有显著性的预后不良因素［风险比（hazard ratio，HR）3.64，95%可信区间（confidence interval，CI）1.76～7.53，

表6 有助于总生存率因素的分析

		病例数	单变量分析			多变量分析		
			HR	95%CI	P值	HR	95%CI	P值
年龄	>82	76	1.18	0.64~2.17	0.59	1.04	0.54~2.00	0.90
	≤82	82	1			1		
性别	男性	103	1.72	0.85~3.50	0.13			
	女性	55	1					
ASA-PS	3	48	1.05	0.66~1.66	0.84			
	1~2	110	1					
CCI	≥2	67	1.18	0.64~2.17	0.60	1.55	0.81~2.97	0.19
	0、1	91	1			1		
PNI	<48.1	70	3.64	1.76~7.53	<0.01	3.70	1.79~7.69	<0.01
	≥48.1	76	1			1		
内镜根治度	C-2	40	1.48	0.78~2.81	0.23	1.31	0.66~2.61	0.43
	A、B、C-1	118	1			1		

ASA-PS：American Society of Anesthesiologists physical status，美国麻醉医师协会全身状态；CCI：Charlson comorbidity index，Charlson并发症指数；CI：confidence interval，可信区间；HR：hazard ratio，风险比；PNI：prognostic nutritional index，预后营养指数。

$P < 0.01$〕。患者因素方面，有年龄以及被报道作为胃癌内镜治疗后的预后预测因素有用的CCI、PNI；作为病变因素有内镜根治度。对以上因素进行多变量分析的结果，发现PNI < 48.1为独立的预后不良因素（HR 3.70，95%CI 1.79 ~ 7.69，$P < 0.01$）。PNI < 48.1 病例的5年总生存率为67.0%（**图2**）。

病例

下面报告长期生存病例、短期生存病例、复发病例的代表性病例。

［**病例1**］ 长期生存病例。90多岁，女性。

在前一医院的筛查内镜检查中被诊断早期胃癌（**图3a ~ c**）。为cT1b2，被明确为手术适应证，但由于年龄、心脏病等合并疾病，判断为手术风险较高，因此采取了ESD方针（**图3d**）。为PS 1、ASA-PS 3、PNI 48.3、CCI 2（心肌梗死、脑血管意外）、抗血栓药（西洛他唑）内服过程中。ESD组织病理学诊断结果为pT1b2（2000μm）、Ly1，但因为患者不希望追加手术，采取了随访观察的方针（**图3e**）。在术后第33个月的内镜检查中无复发，

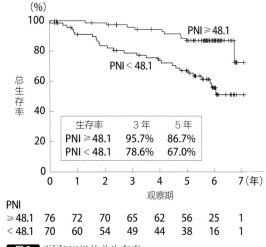

图2 不同PNI组的总生存率。

生存率	3年	5年
PNI≥48.1	95.7%	86.7%
PNI<48.1	78.6%	67.0%

PNI
≥48.1	76	72	70	65	62	56	25	1
<48.1	70	60	54	49	44	38	16	1

在术后第37个月的CT中也没有发现转移（**图3f**）。术后第78个月（术后第6.3年）确认生存。

［**病例2**］ 短期生存病例。80多岁，男性。

在鼻恶性黑色素瘤（cT4a、N0、M0、cStage Ⅱb）治疗前施行的内镜筛查中，被诊断为早期胃癌（**图4a ~ d**）。判断可通过粒子线治疗控制鼻恶性黑色素瘤的病情，采取ESD的方案（**图4e**）。分别为PS 2、ASA-PS 3、PNI

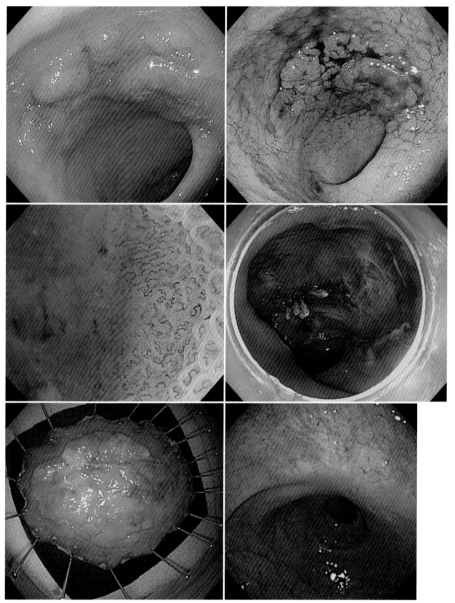

a	b
c	d
e	f

图3 [病例1] 长期生存病例。90多岁，女性。在前一医院的筛查内镜检查中被指出了早期胃癌。虽然被诊断为cT1b2，是手术适应证，但考虑到年龄、心脏病等合并疾病，判断手术的风险较高，因此决定采取ESD方针。为PS 1、ASA-PS 3、PNI 48.3、CCI 2（心肌梗死、脑血管意外），抗血栓药（cilostazol西洛他唑）内服过程中。

a～c 术前的内镜像。在前庭部小弯见有50 mm大小、0-Ⅱa+Ⅰ型病变，中央的结节处怀疑有SM浸润。在窄带成像（narrow band imaging, NBI）放大像中见有边界（demarcation line），病变内见有不规则的血管和表面结构消失。

d 治疗时的内镜像。夹闭缝合了电凝止血时的小穿孔。在通过禁食、抗菌药物保守治疗后，从术后第5天重新开始进食，于术后第18天出院。

e 内镜切除后的标本。组织病理学诊断结果为：50mm×40mm，tub2 > tub1 > por1，pT1b2（2,000μm），pUL0、Ly1、V0、pHM0、pVM0。患者不希望追加手术，所以决定进行随访观察。

f 术后第33个月通过内镜检查无复发，在术后第37个月的CT检查中也未见转移。术后第78个月（术后第6.3年）确认患者生存。

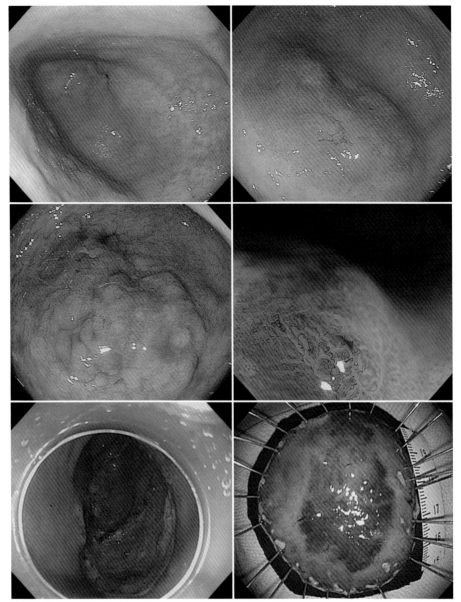

a	b
c	d
e	f

图4 [病例2]短期生存病例。80多岁，男性。在鼻恶性黑色素瘤（cT4a、N0、M0、cStage Ⅱb）治疗前施行的筛查内镜检查中，被指出罹患早期胃癌。判断鼻恶性黑色素瘤可以通过粒子线治疗控制病情，采取了ESD的方针。为PS 2、ASA-PS 3、PNI 34.0、CCI 2（恶性黑色素瘤），没有内服抗血栓药。

a～d 术前的内镜像。诊断为前庭部大弯，25 mm大小，0-Ⅱa型，cT1a。在NBI放大像中见有边界（demarcation line），病变内见有不规则的血管和不规则的表面结构。

e 治疗时的内镜像。病变被整块切除了，无并发症。治疗后怀疑是吸入性肺炎，使用了抗菌药，但由于临床经过良好，于第8天出院。

f 内镜切除后的标本。组织病理学诊断结果为：40mm×23mm，tub2，pT1b2（1500μm），pUL0，Ly0，V0，pHM0，pVM1。因为有其他脏器癌，所以决定采取不追加外科手术而随访观察的方针。术后第19个月（术后第1.5年）因黑色素瘤的多脏器转移而死亡。

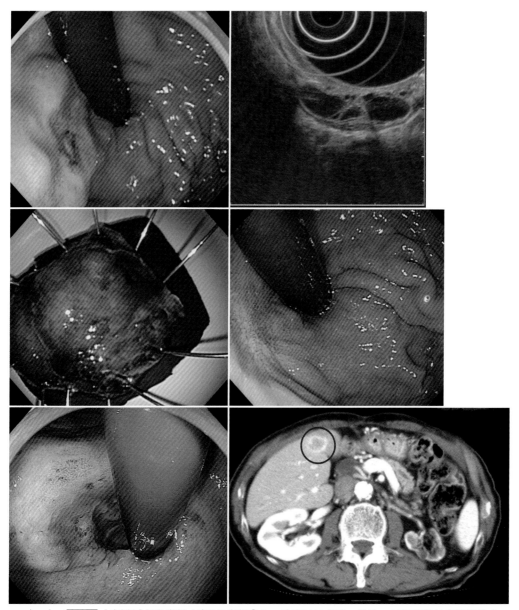

a	b
c	d
e	f

图5 ［**病例3**］复发病例（**表5**的病例⑤）。治疗时80多岁，男性。16年前做过直肠癌手术。在以详查CEA高值为目的的内镜检查中被诊断有早期胃癌。为PS 0、ASA-PS 3、PNI 48.9、CCI 3（闭塞性动脉硬化、直肠癌），抗血栓药（西洛他唑）内服过程中。

a 术前的内镜像。在贲门部后壁见有20 mm大小、整体上伴有黏膜下肿瘤（submucosal tumor, SMT）样隆起的凹陷性病变。自凹陷处取材的活检为Group 4（怀疑为tub2）。

b EUS像。第3层有多发性囊肿，诊断为发生于胃黏膜下异位腺上的早期胃癌，采取ESD的方针。

c 内镜整块切除后的标本。通过ESD病变被整块切除，于术后第9天出院。组织病理学诊断结果为：18mm×11mm, tub2, pT1b2（3000μm），pUL1, Ly0, V0, pHM0, pVM0。因为患者不希望追加外科手术，采取了随访观察的方针。

d 术后第5个月的内镜像。无局部复发的表现。

e 术后第17个月复发时的内镜像。在ESD后瘢痕的口侧见有30 mm大小、0-Ⅱa型、cT1b2的病变。

f CT像。见有贲门周围的淋巴结肿大和肝转移（红色圆圈部）。患者不愿意化疗，采取最佳支持疗法（best supportive care）的方针，在术后第25个月（术后第2.07年）因原发病死亡。

34.0、CCI 2（恶性黑色素瘤）。ESD组织病理学诊断结果为pT1b2（1500μm）、VM1，但因为有其他脏器癌，所以决定采取不施行追加手术而随访观察的方针。在术后第19个月（术后第1.5年）因恶性黑色素瘤的多脏器转移而死亡（图4f）。

[病例3] 复发病例。80多岁，男性。

在以CEA高值详细检查为目的的内镜检查中被诊断早期胃癌（图5a，b）。在超声内镜检查（endoscopic ultrasonography，EUS）中，在第3层有多发性囊肿，诊断为发生于胃黏膜下异位腺体上的早期胃癌，采取ESD的方针。为PS 0、ASA-PS 3、PNI 48.9、CCI 3（闭塞性动脉硬化、直肠癌）、抗血栓药（西洛他唑）内服过程中。ESD组织病理学诊断结果为pT1b2（3000μm），但因为患者不愿意追加外科手术，决定采取随访观察的方针（图5c）。术后第5个月未见局部复发的表现（图5d），术后第17个月在ESD后瘢痕口侧发现30 mm大小、0-Ⅱa型、cT1b2的病变（图5e）。在CT中见有贲门周围的淋巴结肿大和肝转移（图5f，红色圆圈部），因不希望化疗，采取了最佳支持疗法（best supportive care）的方案，在术后第25个月（术后第2.07年）因原发病死亡。

讨论

胃癌在从早期胃癌向晚期胃癌发展的过程中，会出现出血、转移、厌食、恶病质等，影响到全身，最终导致死亡。由于在早期胃癌阶段的死亡很罕见，所以在治疗高龄早期胃癌患者时，需要在考虑癌进展的风险和从患者的全身状态来看的剩余寿命的基础上进行适应证的判断。

1. 内镜治疗的适应证

关于早期胃癌的自然发展史，Tsukuma等报道，以无治疗随访观察的早期胃癌56例（包括cT1a、cT1b）为研究对象，发展为晚期癌的时间中位数为44个月，5年内发展为晚期癌的比例为63.0%。Iwagami等报道，以无治疗随访

观察的早期胃癌21例为研究对象，根据内镜图像的重新读片研究病变的进展，浸润深度cT1a（M）的18例中观察期中位数为26.5个月，进展到cT1b（SM）的深部浸润病例只有1例（6%）；而cT1b（SM）3例的观察期中位数为16个月，有2例（67%）进展到cT2（MP）的深部浸润。

另外，在以非治愈切除病例为对象的Takizawa等的报道中，在ESD后未施行追加手术的905例患者（pT1a癌489例、pT1b2癌416例）的研究中，观察期中位数的64个月中，共25例（2.8%）见有复发（局部复发3例、所属淋巴复发7例、远处转移复发15例），局部复发全部是在治疗后2年以内，所属淋巴结复发的7例中有6例是在3年以内，远处转移复发在治疗后1～5年均见有发生，复发病例的生存期中位数为ESD后28个月。在本研究中，见有远处转移复发的4例的复发时间为治疗后0.86～3.47年，虽然时间跨度较大，但全部病例都是因原发病死亡。

在前述Tsukuma等的报道中，早期胃癌无治疗病例的生命预后为疾病特异性5年生存率62.8%。根据全国癌症中心协议会加盟机构的生存率联合调查的数据，诊断年度2011年的80～94岁Stage Ⅰ胃癌患者无治疗病例的5年实测生存率为45.4%，与一般人口比较的5年相对总生存率为71.5%。

根据以上研究结果我们得知，早期胃癌中，特别是T1b癌有可能在2～4年发生浸润，在见有转移的情况下因原发疾病而死亡，影响生命预后的可能性很大，是积极治疗的适应证。但是，早期胃癌浸润深度诊断的正诊率在常规内镜检查中为71%～95%，在EUS中为67%～89%，跨度较大，在术前是否正确诊断pT1b癌有局限性这一问题上，实际上，在以＞2 cm UL-或≤3 cm UL+的cT1a分化型早期胃癌为对象的ESD前瞻性试验中，报道切除后的组织病理学诊断有26%为pT1b。

表7 关于高龄者早期胃癌治疗适应证的基本概念（提倡）

		胃癌进展风险（肿瘤因素）	
		低	**高**
预期余命 （年龄、患者背景因素）	短	不治疗	具体病例具体分析 （case by case） （不治疗＞治疗）
	长	具体病例具体分析 （case by case） （治疗＞不治疗）	治疗

2. 预期余命

关于老年人的预期寿命，根据厚生劳动省发表的 2018 年简易生命表，80 岁的平均余命在男性为 9.06 年，女性为 11.91 年，比上述关于胃癌自然发展的 2 篇报道的观察时间还要长。另外，80 岁的 5 年后生存概率在男性约为 72.8%，女性约为 85.3%，比无治疗的胃癌患者的生存率还要高。虽然以上的数据由于在患者的合并疾病和全身状态、营养状态等背景因素方面存在偏差，不能进行单纯的比较，但值得考虑的是，一般人口在 80 岁时的平均余命为 10 年左右。

3. 患者背景因素

关于内镜治疗后的长期生存，散见有关于患者背景因素重要性的报道。Sekiguchi 等报道，在以 85 岁以上施行了 ESD 的早期胃癌患者为对象的研究中，评估营养状态的 PNI 是独立的生命预后预测因素。Iwai 等报道，除 PNI 外，评估并存疾病的 CCI 对预测生命预后也很有用。在本次笔者等的研究中，对于高龄早期胃癌 ESD 患者，只有 PNI ≥ 48.1 是独立的生命预后的预测因素。另外，本研究中的 PNI < 48.1 病例的 5 年生存率为 67.0%，与 Tsukuma 等报道的无治疗的早期胃癌的疾病特异性生存率 62.8% 相差不大。从内镜根治度在总生存率方面不是明显的预后预测因素这一点我们也可以知道，在高龄早期胃癌患者，除了肿瘤因素以外，包括营养状态在内的患者背景因素对预后的影响也很大。但是，包括笔者所在医院的研究在内均为回顾性研究，今后需要进一步的病例积累和研究。

4. 治疗时的并发症

关于对高龄早期胃癌患者的内镜治疗的围手术期安全性，有多篇报道。Abe 等报道，研究了 10 家医院的 440 例 80 岁以上高龄早期胃癌 ESD 患者，由于并发症的发生率（术后出血 3.2%、穿孔 2.8%）与非高龄患者的报道相同，因此认为对高龄患者也可以安全地施行 ESD。另一方面，濑山等报道，比较了 65 ~ 80 岁的早期胃癌 ESD 患者 217 例和 80 岁以上的 53 例患者的围手术期并发症，结果术后出血和穿孔的发生率未见显著性差异，但吸入性肺炎在 80 岁以上患者明显增多［6 例（11%）vs 4 例（1.8%），$P = 0.004$］。Murata 等报道，以日本疾病诊断群分类综合评价（diagnosis procedure combination，DPC）的数据为基础，80 岁以上患者的胃 ESD 与不到 80 岁的患者相比，虽然出血和穿孔的发生率无显著性差异，但住院时间延长了约 3 天，住院费也增加了约 10 万日元。

在笔者等的研究中，虽然术后出血和穿孔的发生率与已有报道没有太大差异，但见有术后出血导致出血性休克而死亡的病例和 ESD 后第 13 天引起迟发性穿孔而需要急诊手术的病例。根据以上研究结果，尽管高龄早期胃癌患者与非高龄患者相比不良事件的发生率没有变化，但在发生时会变得很严重，有可能需要更高水平的治疗干预，所以认为充分的预防措施和术前说明是必要的。

5. 结论

综上，基于本院的治疗效果和过去文献的有限的证据，还不能得出高龄者早期胃癌"到多大岁数之前应该进行内镜治疗"这样的明确结论。但是，因为①T1b癌在2～4年发生浸润的比例高，复发时是致命的，而治疗前难以进行正确的浸润深度诊断；②即使是80岁也可以期待长期的剩余寿命，因此笔者认为至少80岁之前的早期胃癌患者是积极施行内镜治疗的适应证。但是，包括营养状态在内的患者因素的评估很重要，对于全身状态不良的患者，应慎重判断小而明显的黏膜内癌的治疗适应证。

在**表7**中总结了笔者等提出的关于高龄者早期胃癌治疗适应证的基本概念。虽然认为治疗判断应该从患者的预期寿命和胃癌进展风险的平衡来考虑决定，但是在犹豫不决的情况下，往往会选择基于患者的预期寿命来判断。作为今后的研究方向，在肿瘤因素方面，认为有必要通过大量早期胃癌病例的自然发展史的分析，阐明进展的危险性高、很有必要进行治疗干预的早期胃癌的特征。另外，在患者因素方面，笔者认为重要的是通过前瞻性积累的高质量数据的分析，开发包括身体功能、认知功能、并存疾病、营养状态等在内的高龄者功能评价指标，以及近年来作为影响各种疾病患者的生命预后的因素而备受瞩目的衰老所致的少肌症（sarcopenia）等能够进行选择可期待长期余命的患者群的指标。

结语

为了研究高龄早期胃癌患者的内镜治疗适应证，本文以本院的病例为对象进行了研究。虽然目前根据本研究和过去的文献报道尚不能得出明确的结论，但笔者认为今后进一步研究包括营养状态因素在内的患者因素和包括早期胃癌的自然发展史在内的病变因素，开发可以进行综合判断的指标非常重要。

参考文献

[1]内阁府. 平成30年度高龄社会白书. https://www8.cao. go.jp/kourei/whitepaper/w-2019/html/zenbun/s1_1_1.html （20202年6月1日アクセス）.

[2]国立研究开发法人国立がん研究センターがん対策情报センター. がん登録・統計. http://gdb.ganjoho.jp/graph_db/gdb1?smTypes=5（2020年6月1日アクセス）.

[3]National Institutes of Health. CTC v2.0 Appendix III. https://ctep.cancer.gov/protocolDevelopment/electronic_applications/docs/ctcv20_4-30-992.pdf（2020年9月29日アクセス）.

[4]Hurwitz EE, Simon M, Vinta SR, et al. Adding examples to the ASA-physical status classification improves correct assignment to patients. Anesthesiology 126; 614–622, 2017.

[5]Onodera T, Goseki N, Kosaki G. Prognostic nutritional index in gastrointestinal surgery of malnourished cancer patients. Nihon Geka Gakkai Zasshi 85; 1001–1005, 1984.

[6]Charlson ME, Pompei P, Ales KL, et al. A new method of classifying prognostic comorbidity in longitudinal studies: development and validation. J Chronic Dis 40; 373–383, 1987.

[7]日本胃癌学会（編）. 胃癌取扱い規約，第15版. 金原出版，2017.

[8]日本胃癌学会（編）. 胃癌治療ガイドライン，第5版. 金原出版，2018.

[9]Iwai N, Dohi O, Naito Y, et al. Impact of the Charlson comorbidity index and prognostic nutritional index on prognosis in patients with early gastric cancer after endoscopic submucosal dissection. Dig Endosc 30; 616–623, 2018.

[10]Sekiguchi M, Oda I, Suzuki H, et al. Clinical outcomes and prognostic factors in gastric cancer patients aged ≥85 years undergoing endoscopic submucosal dissection. Gastrointest Endosc 85; 963–972, 2017.

[11]Tsukuma H, Oshima A, Narahara H, et al. Natural history of early gastric cancer: a non-concurrent, long term, follow up study. Gut 47; 618–621, 2000.

[12]Iwagami H, Ishihara R, Nakagawa K, et al. Natural history of early gastric cancer: series of 21 cases. Endosc Int Open 7; E43–48, 2019.

[13]Takizawa K, Hatta W, Gotoda T, et al. Recurrence patterns and outcomes of salvage surgery in cases of non-curative endoscopic submucosal dissection without additional radical surgery for early gastric cancer. Digestion 99; 52–58, 2019.

[14]全国がんセンター協議会. 全がん協加盟施設の生存率共同調査. https://kapweb.chiba-cancer-registry.org/full（2020年6月1日アクセス）.

[15]小野裕之，吉田茂昭. 胃癌の深達度診断―内視鏡像からみた深達度診断. 胃と腸 36; 334–340, 2001.

[16]藤崎順子，吉本和仁，平澤俊明，他. 早期胃癌の画像診断―深達度診断のための精密検査: 内視鏡検査. 胃と腸 44; 608–622, 2009.

[17]Sano T, Okuyama Y, Kobori O, et al. Early gastric cancer. Endoscopic diagnosis of depth of invasion. Dig Dis Sci 35; 1340–1344, 1990.

[18]Abe S, Oda I, Shimazu T, et al. Depth-predicting score for differentiated early gastric cancer. Gastric Cancer 14; 35–40, 2011.

[19]Choi J, Kim SG, Im JP, et al. Endoscopic prediction of tumor invasion depth in early gastric cancer. Gastrointest Endosc 73; 917–927, 2011.

[20]Namieno T, Koito K, Hiigashi T, et al. Endoscopic prediction of tumor depth of gastric carcinoma for assessing the

indication of its limited resection. Oncol Rep 7: 57-61, 2000.

[21]尹錦鉉，小田一郎，鈴木晴久，他．胃癌に対する深達度診断の現状．日消誌 106: 1603-1609, 2009.

[22]光永篤，村田洋子，長廻紘，他．内視鏡によるm・sm胃癌の鑑別．胃と腸 27: 1151-1166, 1992.

[23]三宅直人，三島利之，中堀昌人，他．胃・十二指腸―早期胃癌の深達度診断: 超音波内視鏡検査．胃と腸 50: 619-627, 2015.

[24]Yanai H, Noguchi T, Mizumachi S, et al. A blind comparison of the effectiveness of endoscopic ultrasonography and endoscopy in staging early gastric cancer. Gut 44: 361-365, 1999.

[25]Hasuike N, Ono H, Boku N, et al. A non-randomized confirmatory trial of an expanded indication for endoscopic submucosal dissection for intestinal-type gastric cancer（cT1a）: the Japan Clinical Oncology Group study（JCOG0607）. Gastric Cancer 21: 114-123, 2018.

[26]国立がん研究センターがん対策情報センター．コホート生存率表について．https://ganjoho.jp/reg_stat/statistics/qa_words/cohort01.html（2020年6月1日アクセス）.

[27]Abe N, Gotoda T, Hirasawa T, et al. Multicenter study of the long-term outcomes of endoscopic submucosal dissection for early gastric cancer in patients 80 years of age or older. Gastric Cancer 15: 70-75, 2012.

[28]瀬戸山健，宮本心一，二階堂光洋，他．80歳以上の高齢者における早期胃癌に対する内視鏡治療の安全性と長期予後．日消誌 115: 467-475, 2018.

[29]Murata A, Muramatsu K, Ichimiya Y, et al. Endoscopic submucosal dissection for gastric cancer in elderly Japanese patients: an observational study of financial costs of treatment based on a national administrative database. J Dig Dis 15: 62-70, 2014.

Summary

Long-term Outcomes and Indications for Endoscopic Treatment of Elderly Patients with Early Gastric Cancer

Kotaro Waki[1], Akira Maekawa,
Noriya Uedo, Ayaka Shoji,
Takahiro Inoue, Katsunori Matsueda,
Muneaki Miyake, Hiromu Fukuda,
Satoki Shichijo, Takashi Kanesaka,
Sachiko Yamamoto, Yoji Takeuchi,
Koji Higashino, Ryu Ishihara,
Tomoki Michida,

There is insufficient information on the indications for endoscopic treatment for elderly patients with early gastric cancer. In this study, we examined 158 patients aged >80 years who underwent endoscopic resection for early gastric cancer in our institute. The median age was 82 years, and the prognosis capture rate was 84.8% at 5 years after the procedure. There were 42 deaths, only 4 of which were caused by distant metastatic recurrence of gastric cancer. The 5-year OS（overall survival）rate was 76.3%. The analysis of OS, patient characteristics, and lesion factors demonstrated that a prognostic nutritional index <48.1 is an independent risk factor for poor prognosis of OS. The indications cannot be defined at this time. Future studies should include patient factors such as nutritional status and lesion factors, including the natural history of early gastric cancer, to develop an index against which the indications can be evaluated.

[1]Department of Gastrointestinal Oncology, Osaka International Cancer Institute, Osaka, Japan.

高龄者早期胃癌 ESD 的预后和适应证

——从 Stage I 胃癌的手术效果来看高龄者的 ESD 适应证

布部 创也 [1]

田岛 JC 雄

井田 智

熊谷 厚志

幕内 梨惠

大桥 学

摘要●根据日本胃癌学会病例登记工作的数据积累，在分析高龄 Stage I 胃癌患者手术效果的研究中，随着年龄段的增高5年总生存率下降，跨度为47.0%～93.1%。另一方面，疾病特异性5年生存率为91.4%～98.2%，显示下降得并没有那么明显。另外，在本院采用E-PASS研究高龄Stage I 胃癌患者的结果，在综合风险评分（CRS）高值组预后明显不良。还有，在多变量分析中，CRS是独立的预后因素。对于高龄早期胃癌患者，在考虑其他病死亡的情况下，认为一定程度的淋巴结转移不会影响预后，可以扩大通过ESD的局部治疗。另外，笔者等认为E-PASS有助于预后不良患者的选择。

关键词　早期胃癌　高龄者　胃切除　腹腔镜内镜联合手术（LECS）生理能力与手术侵袭度评分系统（E-PASS）

[1] がん研究会有明病院胃外科　〒135-8550 東京都江東区有明 3 丁目 8-31
E-mail：souya.nunobe@jfcr.or.jp

前言

在 2019 年，日本 65 岁以上和 75 岁以上老年人的比例分别增至 28.4% 和 14.7%，是世界上老年人比例最高的国家。另外，由于 65 岁以上人口的比例超过 21%，已成为超高龄社会。在这种情况下，胃癌患者的高龄化也很明显，根据日本国家临床数据库（National Clinical Database，NCD）的数据，胃癌手术患者的平均年龄为 69 岁。笔者认为这与胃癌发生的最重要因素幽门螺杆菌（Helicobacter pylori）携带者的高龄化也有很大关系。

另外，近年来由于内镜筛查的普及，发现早期胃癌的概率也在增加，在笔者所在医院也发现有半数以上胃癌患者是早期。为此，治疗老年人早期胃癌的机会也变多了，但以循环系统疾病和糖尿病为代表，老年人具有多种合并疾病，这一点在考虑手术适应证时是一个问题。另外，预想到胃癌即使长期治愈，因其他疾病而死亡的比例也会增加，这同样在考虑手术适应证时是一个重要问题。

本文以高龄早期胃癌患者手术病例为对象，从短期效果和长期效果的角度研究更微创的内镜黏膜下剥离术（endoscopic submucosal dissection，ESD）的适应证扩大问题。

根据全国胃癌登记数据

根据来自日本胃癌学会 2001—2007 年病例登记工作积累的数据，通过分析 Stage I 胃癌 68 353 例的手术效果，对高龄患者的预后进行了研究。该研究虽然是将高龄患者分为 74 岁以下和 75 岁以上 2 组计算预后，但对 75 岁以

表1 Stage I 胃癌手术病例的背景因素

变量	n	%	死亡率		P值
			n	率（%）	
性别					
男性	47 102	68.9	5123	10.9	<0.001
女性	21 251	31.1	1329	6.3	
年龄（岁）					
≤74	53 468	78.2	3457	6.5	<0.001
75～79	9282	13.6	1575	17.0	
80～84	4306	6.3	966	22.4	
85～89	1121	1.6	378	33.7	
≥90	176	0.3	76	43.2	
病变部位					
U	13 081	19.1	1658	12.7	<0.001
M	31 253	45.7	2351	7.5	
L	23 537	34.4	2349	10.0	
交叠的	338	0.5	81	24.0	
肿瘤直径（mm）					
<20	17 855	26.1	1312	7.3	<0.001
≥20	49 518	72.4	5026	10.1	
手术方法					
DG	46 072	67.4	3845	8.3	<0.001
TG	12 158	17.8	1631	13.4	
PG	4438	6.5	505	11.4	
PPG	3758	5.5	175	4.7	
Local	1927	2.8	296	15.4	
LN剥离					
D0	2737	4.0	442	16.1	<0.001
D1	38 687	56.6	3687	9.5	
≥D2	25 927	37.9	2242	8.6	
pN stage					
pN0	63 885	93.5	5875	9.2	<0.001
pN1	4468	6.5	577	12.9	
组织分型					
分化型	41 806	61.2	4564	10.9	<0.001
未分化型	26 336	38.5	1847	7.0	
淋巴管浸润					
ly0	46 842	68.5	3664	7.8	<0.001
≥ly1	20 938	30.6	2726	13.0	
脉管浸润					
v0	55 044	80.5	4548	8.3	<0.001
≥v1	12 712	18.6	1846	14.5	

〔转载自 "Nunobe S, et al. Surgical outcomes of elderly patients with Stage I gastric cancer from the nationwide registry of the Japanese Gastric Cancer Association. Gastric Cancer 23：328–338, 2020"〕

上的患者每5岁分年龄段进行分析，以作为今后治疗适应证的标准。75岁以上病例的比例为21.8%（**表1**）。30天以内的死亡率在各年龄段都低于0.7%。75岁以上年龄段在60天以内

和90天以内的死亡率稍高，分别为0.9%～2.3%和1.2%～5.1%（**表2**）。长期预后是令人很感兴趣的结果，随着年龄段的升高，5年总生存率（OS）下降，跨度为47.0%～93.1%（**图**

表2 Stage I 胃癌手术病例的早期死亡病例

年龄段 （岁）	n	30天内 n（%）	60天内 n（%）	90天内 n（%）
≤74	53 468	71（0.1）	134（0.3）	172（0.3）
75~79	9282	49（0.5）	84（0.9）	109（1.2）
80~84	4306	26（0.6）	45（1.0）	65（1.5）
85~89	1121	8（0.7）	20（1.8）	29（2.6）
≥90	176	1（0.6）	4（2.3）	9（5.1）

〔转载自 "Nunobe S, et al. Surgical outcomes of elderly patients with Stage I gastric cancer from the nationwide registry of the Japanese Gastric Cancer Association. Gastric Cancer 23：328–338, 2020"〕

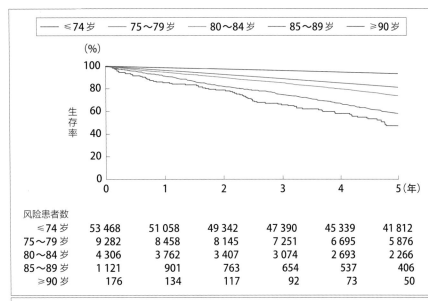

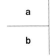

a

b

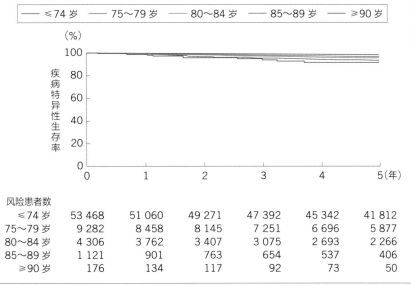

图1

a Stage I 胃癌手术病例不同年龄段的5年总生存率。

b Stage I 胃癌手术病例不同年龄段的疾病特异性5年生存率。

〔转载自 "Nunobe S, et al. Surgical outcomes of elderly patients with Stage I gastric cancer from the nationwide registry of the Japanese gastric cancer Association. gastric cancer 23:328–338, 2020"〕

表3 本院的Stage I 胃癌手术病例的背景因素

	≥75（n=312）	≤74（n=1425）	P值
性别			
男性	226	938	0.023
女性	86	487	
体重指数（BMI）	22.3（14.1~34.6）	22.3（14.4~38.8）	0.869
肿瘤部位			
U	54	247	0.106
M	115	683	
L	87	302	
交叠的	56	193	
T factor			
T1a	92	564	0.385
T1b	177	702	
T2	43	159	
N factor			
N0	287	1344	0.11
N1	25	81	
肿瘤直径（mm）	33（3~118）	37（1~145）	0.007
approach			
open	111	304	<0.001
lap	201	1121	
手术方法			
TG	55	213	0.288
非TG	257	1212	
失血量（mL）	50（0~4060）	40（0~1600）	0.002
手术时间（min）	225（80~733）	233（107~706）	0.107
Clavien-Dindo分级			
<Grade Ⅱ	235（75.3%）	1163（81.6%）	0.014
≥Grade Ⅱ	77（24.7%）	262（18.4%）	

BMI：body mass index，体重指数；TG：total gastrectomy，全胃切除术。

1a）。另一方面，疾病特异性 5 年生存率为91.4% ~ 98.2%，显示下降程度并不是那么严重（**图1b**）。由此可见，胃癌引起的死亡很少，多为因其他疾病而死亡。笔者认为，在高龄胃癌患者，特别是在早期状态被发现的情况下，也包括某种程度上有可能因其他疾病死亡的情

况，有必要考虑适应证和更微创的术式。

能够预测预后吗？

基于上述结果，研究了本院的高龄 Stage Ⅰ胃癌患者的预后。考虑到如果能进一步确定预后不良因素的话，在判断手术适应证时会成为重要的依据，因此采用生理能力与手术侵袭度评分系统（estimation of physiologic ability and surgical stress，E-PASS）进行了研究。将 1,737 例 Stage Ⅰ胃癌手术病例分为 74 岁以下组和 75 岁以上组进行了分析。75 岁以上为 312例（18.0%）（**表3**）。术后死亡率为 Clavien-Dindo 分级的 Ⅱ 级以上，在 74 岁以下组并发症明显较少。

E-PASS 是 Haga 等提出的以预定施行消化系统外科手术患者为对象开发的风险预测模型（**图2**）。系数比较复杂，将年龄、心脏病、肺疾病等患者因素的风险评分和出血量、手术时间、皮肤切口范围等手术侵袭度评分代入到规定的公式中，算出综合风险评分（comprehensive risk score，CRS）。正如当初的开发过程，术后并发症的发生率几乎与 CRS 的增加成正比增高。笔者等认为，由于该 E-PASS 包括了患者因素在内，所以也与预后有关，因此将 CRS 作为长期预后的指标进行了分析。Haga 等也报道了手术侵袭度评分与生存率之间的联系，分析了 74 岁以下组和 75 岁以上组的 5 年总生存率和疾病特异性 5 年生存率，结果显示，75 岁以上组的 5 年总生存率明显不良（**图3a**），但疾病特异性 5 年生存率未见显著性差异（**图3b**）。和前面的内容一样，对于高龄 Stage Ⅰ胃癌患者来说，与癌症死亡相比，因其他疾病死亡更成为问题。当以 CRS 0.3为 cutoff 值研究预后时，高 CRS 组的预后明显不良（**图4**）。此外，利用临床病理学因素进行多变量分析的结果显示，CRS 在高龄组是独立的预后因素（**表4**）。根据本分析，笔者认为通过使用 E-PASS，在高龄者中也可以筛选出预后较差的患者，在考虑手术适应证时 CRS

综合风险评分：CRS
= −0.328 + 0.936 × 患者因素风险评分 + 0.976 × 手术侵袭度评分

患者因素风险评分

$$= -0.0686 + 0.00345 \chi_1 + 0.323 \chi_2 + 0.205 \chi_3 + 0.153 \chi_4 + 0.148 \chi_5 + 0.0666 \chi_6$$

χ_1：年龄
χ_2：重症心脏病的有无（例如：3：日常生活严重受限；4：日常生活困难，植入起搏器）
χ_3：重症肺疾病的有无（例如：1秒率小于50%；肺活量%小于60%）
χ_4：糖尿病的有无
χ_5：麻醉风险分类（ASA）
　（例如：2级：轻度的糖尿病、高血压、支气管炎；3级：日常活动受限）
χ_6：日常身体活动度（PS）
　（例如：PS2：虽然不能工作，但起居率在50%以上；PS3：需要护理，50%以上时间卧床）

手术侵袭度评分

$$= -0.342 + 0.0139 \chi_1 + 0.0392 \chi_2 + 0.352 \chi_3$$

χ_1：出血量/体重（g/kg）
χ_2：手术时间
χ_3：皮肤切开的范围（例如：腹腔镜：0；开腹：1；开胸开腹：2）

图2 生理能力与手术侵袭度评分系统（E−PASS）。以预定施行消化系统外科手术的患者为对象开发的风险预测模型。
CRS: comprehensive risk score，综合风险评分；ASA: American Society of anesthesiologists，美国麻醉医师学会；PS: performance status，体力状态。
〔转载自"Haga Y, et al. Estimation of physiologic ability and surgical stress（E−PASS）as a new prediction scoring system for postoperative morbidity and mortality following elective gastrointestinal surgery. Surg Today29: 219–225, 1999"，有改动〕

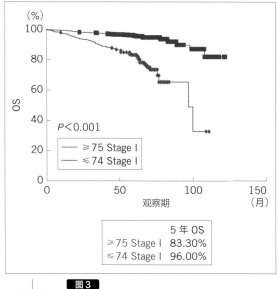

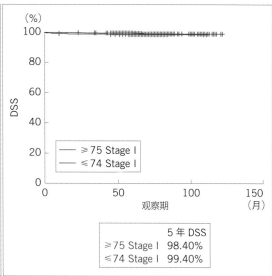

a｜b

图3
a 本院Stage I 胃癌手术病例的5年总生存率。
b 本院Stage I 胃癌手术病例的疾病特异性5年生存率。
OS: overall survival，总生存率；DSS: disease specific survival，疾病特异性生存率。

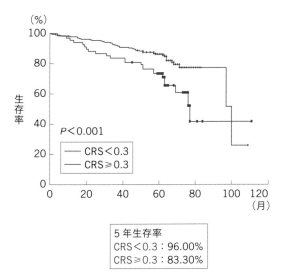

（%）
100
80
生存率
60

$P<0.001$

— CRS<0.3
— CRS≥0.3

40

20

0
0 20 40 60 80 100 120
（月）

5 年生存率
CRS<0.3：96.00%
CRS≥0.3：83.30%

图4 CRS（cut off值 0.3）与存活率之间的关系。

是有用的信息。

关于扩大ESD的适应证
——包括LECS在内的今后的展望

　　基于上述结果，我们考虑扩大 ESD 的适应证以及其他治疗策略。

　　日本临床肿瘤学组（Japan Clinical Oncology Group，JCOG）正在进行一项关于 ESD 对高龄者早期胃癌适应证的验证性试验。其详细内容在本书的其他论文中已有叙述，考虑到前述高龄者因其他疾病而死亡的部分，在 ESD 后的组织病理学评估中允许淋巴结转移率为 10%。ESD 的适应证是根据黏膜内癌、黏膜下浸润癌手术病例的疾病特异性 5 年生存率和淋巴结转移率来决定的。例如，如果黏膜内癌手术病例的疾病特异性 5 年生存率为 99%，以黏膜内癌的淋巴结转移率小于 1% 为条件，通过 ESD 的局部控制可以取得同等效果，可以考虑为 ESD 的适应证。只是那个年代胃癌患者的年龄也还年轻，即使完全不考虑其他疾病死亡的因素也可以。正如文章开头所述，近年来胃癌患者的高龄化趋势很明显，变得无论如何都要考虑因其他疾病死亡因素的治疗策略了。当然，前提是随着老龄化的进展，认为微创治疗更合适。

表4 通过多变量分析探讨预后因素

factor		≥75	
		OR（95%CI）	P值
性别	男性	0.56（0.28~1.15）	0.117
	女性		
体重指数（BMI）	<22	0.83（0.46~1.52）	0.553
	≥22		
人血白蛋白（g/dL）	<3.9	1.72（0.91~3.23）	0.094
	≥3.9		
前白蛋白（mg/dL）	<24	2.81（1.44~5.48）	0.0025
	≥24		
PNI	<47	0.86（0.47~1.57）	0.613
	≥47		
手术方法	TG	0.46（0.19~1.11）	0.085
	non TG		
approach	open	1.32（0.54~3.23）	0.55
	lap		
病变部位	U	1.38（0.55~3.49）	0.995
	non U		
T factor	T1	2.44（0.84~7.14）	0.103
	T2		
N factor	N0	1.55（0.49~4.86）	0.455
	N1		
E-PASS（CRS）	<0.3	2.95（1.17~7.43）	0.0224
	≥0.3		

OR：odds ratio，比值比；CI：confidence interval，可信区间；BMI：body mass index，体重指数；PNI：prognostic nutritional index，预后营养指数；TG：total gastrectomy，全胃切除术；E-PASS：estimation of physiologic ability and surgical stress，生理能力与手术侵袭度评分系统；CRS：comprehensive risk score，综合风险评分。

　　因此，比较包括手术病例的其他疾病死亡在内的 5 年总生存率和淋巴结转移率，考虑 ESD 的适应证，这就是上述的 JCOG 试验的观念。

　　作为外科医生，在这个高龄化时代，应该进一步考虑对晚期病例的微创治疗策略。笔者等为胃黏膜下肿瘤（submucosal tumor，SMT）设计的 ESD 和腹腔镜手术相结合的腹腔镜内镜联合手术（laparoscopic and endoscopic cooperative surgery，LECS；**图5**）如果能够适用，大概可以承担一部分高龄者的手术治疗。实际上，笔者等对早期胃癌的 ESD 困难病例也在通过 LECS 施行局部治疗（**图6**）。

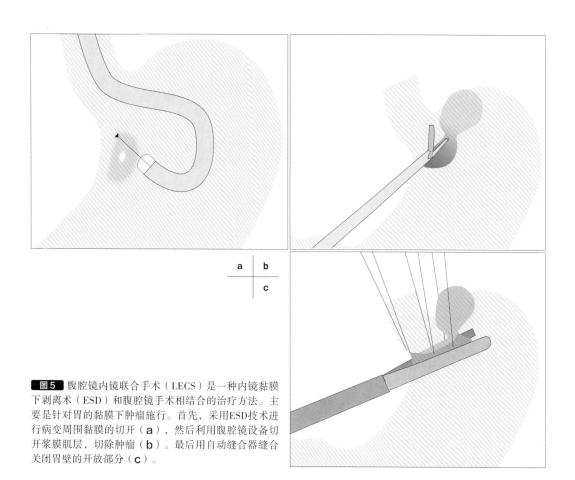

图5 腹腔镜内镜联合手术（LECS）是一种内镜黏膜下剥离术（ESD）和腹腔镜手术相结合的治疗方法。主要是针对胃的黏膜下肿瘤施行。首先，采用ESD技术进行病变周围黏膜的切开（a），然后利用腹腔镜设备切开浆膜肌层，切除肿瘤（b）。最后用自动缝合器缝合关闭胃壁的开放部分（c）。

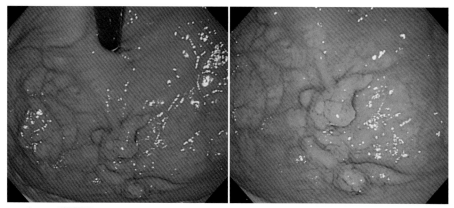

图6 80多岁，女。对位于胃穹隆部大弯的6 cm大小的高度异型腺瘤施行了LECS。结果是黏膜内癌，为根治性切除。

　　关于晚期癌，根据本院的数据，在2cm以下的分化型、T2（MP）浸润病变有31%见有淋巴结转移，在3cm以下的分化型、T2（MP）浸润病变有48%见有淋巴结转移，在3cm以下的未分化型、T3（SS）浸润病变有52%见有淋巴结转移。这样的话，即使再怎么考虑因其他疾病死亡的部分，通过局部治疗也很难达到与通常伴淋巴结清扫的胃切除相同的效果。但是，以预防出血等为目的，趁着病变还小的时候进行局部切除，对于某些病例或许是有用的。

另外，笔者等报道了以高龄 Stage Ⅱ、Ⅲ胃癌患者为对象的研究，结果显示 E-PASS 对筛选风险更高的患者有用。近年来，虽然是老年人，但 PS 良好的患者也有很多，因此认为仅凭年龄很难选择根治性低的治疗。如果能够筛选出预后较差的患者，就有可能考虑只通过局部治疗来排除淋巴结转移的风险。虽然在开发这种治疗方法的过程中很难进行对照试验，但积累前瞻性的数据累还是很重要的。希望能够通过临床试验确立新的治疗策略。

结语

关于高龄胃癌患者的治疗，本文从外科的角度进行了阐述。考虑到今后胃癌患者的高龄化，笔者认为继续研究"仅局部治疗"的选择方案是很重要的。

参考文献

[1]総務省統計局. 高齢者の人口. https://www.stat.go.jp/data/topics/topi1211.html.

[2]Watanabe M, Miyata H, Gotoh M, et al. Total gastrectomy risk model: data from 20,011 Japanese patients in a nationwide internet-based database. Ann Surg 260: 1034-1039, 2014.

[3]Nunobe S, Oda I, Ishikawa T, et al. Surgical outcomes of elderly patients with stage I gastric cancer from the nationwide registry of the Japanese Gastric Cancer Association. Gastric Cancer 23: 328-338, 2020.

[4]Haga Y, Ikei S, Ogawa M. Estimation of physiologic ability and surgical stress (E-PASS) as a new prediction scoring system for postoperative morbidity and mortality following elective gastrointestinal surgery. Surg Today 29: 219-225, 1999.

[5]Haga Y, Yagi Y, Ogawa M. Less-invasive surgery for gastric cancer prolongs survival in patients over 80 years of age. Surg Today 29: 842-848, 1999.

[6]中島聰總，山口俊晴. 癌研胃癌データベース1964-2004—将来展望のためのデータマイニング. 金原出版，2006.

[7]Takahashi R, Nunobe S, Makuuchi R, et al. Survival outcomes of elderly patients with pathological stage II and III gastric cancer following curative gastrectomy. Ann Gastroenterol Surg 4: 433-440, 2020.

Summary

Prognosis and Indications for Early Gastric Cancer ESD in the Elderly—Indications for ESD in the Elderly Patients with Stage I Gastric Cancer in Terms of Surgical Outcomes

Souya Nunobe[1], Yu Jesse Tajima,
Satoshi Ida, Koushi Kumagai,
Rie Makuuchi, Manabu Ohashi

An analysis of the surgical results of elderly patients with Stage I gastric cancer based on data collected by the Japan Gastric Cancer Society registration project shows that the 5-year overall survival rate decreases with increasing age, ranging from 47.0%-93.1%. In contrast, the disease-specific 5-year survival rate was 91.4%-98.2% and did not differ significantly. In addition, an examination of elderly patients with Stage I gastric cancer using E-PASS (estimation of physiologic ability and surgical stress) at our hospital showed that the prognosis was significantly poorer in the high CRS (comprehensive risk score) group. In multivariate analysis, CRS was an independent prognostic factor.

In elderly patients with gastric cancer, lymph node metastasis does not affect prognosis when mortality due to other diseases is taken into consideration, leading to the expansion of local treatment by endoscopic submucosal dissection. E-PASS was also considered useful for selecting patients with a poor prognosis.

[1]Department of Gastroenterological Surgery, Cancer Institute Ariake Hospital, Tokyo.

高龄者早期胃癌 ESD 的预后和适应证

——从患者背景来看高龄者早期胃癌的 ESD 适应证评估

宫原 孝治 [1]

中川 昌浩 [1-2]

河野 吉泰 [1,3]

平田 哲 [1]

大林 由佳

后藤田 达洋

高田 齐文

森藤 由记

平尾 谦

国弘 真己

水野 元夫 [4]

冈田 裕之 [3]

摘要● 为了判断高龄者早期胃癌是否适合ESD，研究了与预后和偶发并发症相关的患者背景因素。对象为80岁以上初发早期胃癌，通过ESD内镜根治度为A/B的199个病例。通过多变量分析，性别、体力状态（performance status）、预后营养指数（PNI）、肝硬化、肾小球滤过率是ESD后总生存的相关因素，可以作为治疗适应证评价的指标。将PNI截断值设为45.5（第1四分位数）时，总生存率差异显著。另外，身体和社会的患者背景也与偶发性并发症有关，充分评估这些因素对判断高龄者是否适合ESD很重要。

关键词 **高龄者 早期胃癌 内镜黏膜下剥离术（ESD）适应证 体力状态**

[1] 广岛市立广岛市民病院内科 〒730–8518 广岛市中区基町 7–33
 E-mail：mkojisup@yahoo.co.jp
[2] 同 内视镜内科
[3] 冈山大学大学院医齿薬学综合研究科消化器・肝臟内科学
[4] 仓敷中央病院消化器内科

前言

作为预计今后会增加的高龄癌症患者的诊疗问题，应该治疗到多大年纪这一点经常被讨论。特别是早期胃癌，由于疾病本身的预后较好，在可以采用内镜黏膜下剥离术（endoscopic submucosal dissection，ESD）等微创治疗而且治愈希望很大的情况下，对于根据全身状态和合并疾病等预测寿命较短的高龄患者，也有可能选择随访。另外，对于部分病例，ESD 的偶发性并发症或住院本身也会产生不良影响，反而有可能影响生命预后。因此，特别是高龄者，即使采用微创治疗，也有必要慎重判断是否应该积极治疗早期胃癌。

本文为了判断高龄者早期胃癌是否适合 ESD 治疗，以明确预后和偶发性并发症相关的患者背景因素为目的，以本院的病例为对象进行研究，并结合已有报道的结果进行讨论分析。

对象和方法

2006 年 1 月—2015 年 12 月在笔者所在医院施行了 ESD 的早期胃癌 1605 例中，80 岁以上的初发胃癌 254 例，其中内镜根治度 A 或 B 的 205 例，除外追加胃切除的 2 例、观察期未满 3 年的 1 例、有数据残缺的 3 例，以 199 例为本研究的对象。另外，作为患者背景因素，除了年龄、性别以外，还考察了以下项目：① 全身状态：美国东部肿瘤学组体力状态（eastern cooperative oncology group–performance status，ECOG–PS）、 体重指数（body mass index，

表1 临床病理学背景

基本数据			服用药物		
年龄中位数（范围）	83（80~91）岁		抗血小板药	65（32.7%）	
男性	123（61.8%）		抗凝药	14（7.0%）	
全身状态			降压药	108（54.3%）	
ECOG-PS			抗胆固醇药	51（25.6%）	
0	96（48.3%）		eGFR中位数（范围）	56.8（5.7~112.8）mL/（min·1.73m^2）	
1	55（27.6%）		限制性通气障碍*	19（13.1%）	
2	39（19.6%）		闭塞性通气障碍*	51（35.2%）	
3	9（4.5%）		现在吸烟**	11（5.8%）	
BMI中位数（范围）	22.8（13.2~34.2）kg/m^2		**肿瘤因素**		
PNI中位数（范围）	48.5（32.5~65.5）		存在部位		
并存疾病、既往史、服药史等			U	36（18.1%）	
糖尿病	37（18.6%）		M	61（30.7%）	
慢性心力衰竭	42（21.1%）		L	102（51.3%）	
肝硬化	3（1.5%）		肿瘤直径中位数（范围）	15（3~85）mm	
缺血性心脏病	43（21.6%）		肉眼分型		
脑卒中	31（15.6%）		隆起型	112（56.3%）	
CCI			平坦/凹陷型	87（43.7%）	
0	66（33.2%）		主要组织分型		
1	56（28.1%）		分化型	196（98.5%）	
2	39（19.6%）		未分化型	3（1.5%）	
3	21（10.6%）		浸润深度		
4	8（4.0%）		M	191（96.0%）	
≥5	9（4.5%）		SM1	8（4.0%）	

*：有54例数据欠缺；**：有10例数据欠缺。
BMI：body mass index，体重指数；CCI：Charlson comorbidity index，Charlson并发症指数；ECOG-PS：Eastern Cooperative Oncology Group-performance status，美国东部肿瘤学协作学组体力状态；eGFR：estimated glomerular filtration rate，估算肾小球滤过率；PNI：prognostic nutritional index，预后营养指数。

BMI）、预后营养指数（prognostic nutritional index，PNI）；②并存疾病或既往史：糖尿病、慢性心力衰竭、肝硬化、缺血性心脏病、脑中风；Charlson 并发症指数（Charlson comorbidity index，CCI）；③服用药物：如抗血小板药、抗凝药、降压药、高胆固醇药；④其他事项，如估算肾小球滤过率（estimated glomerular filtration rate，eGFR）、限制性通气障碍、阻塞性通气障碍以及目前是否吸烟。另外，PNI 是通过下面的公式算出的。

PNI = 10 × 人血白蛋白值（g/dL）+ 0.005 ×

外周淋巴细胞总数（/mm^3）

总生存期采用 Kaplan-Meier 法、log-rank 检验，长期生命预后的相关因素采用 COX 比例风险模型进行分析。在评估死因相关因素时，考虑到长期预后的死因预测比较困难，在 ESD 后 3 年内的短期死亡中，使用逻辑回归分析分析了各个死因相关因素。使用 χ^2 检验解析了偶发性并发症。在死因分析中，由于事件数量较少，所以只进行了单变量分析。

结果

1. 患者背景和ESD后的生命预后

表1所示为对象病例的临床病理学背景。中位数年龄为83岁，男性所占比例为61.8%。观察期中位数6.04（0.14～12.7）年间有95例死亡，死因为胃以外的其他脏器癌20例、肺炎15例、心脏病15例、脑血管疾病13例、衰老13例、其他10例、不明原因的9例。未见胃癌局部复发和转移复发以及胃癌引起的死亡。中位数生存期为7.78年，5年生存率为75.3%。根据一般人群的平均剩余寿命计算得出的相同年龄和性别人群的平均剩余寿命为8.14年，ESD后病例的生存期与一般人群的预测生存期大致相同（**图1**）。另外，80～84岁（ $n = 144$ ）和85岁以上（ $n = 55$ ）的中位生存期分别为7.78和7.87年，两者不存在差异（ $P = 0.6$ ）。

2. ESD后的预后相关因素

作为ESD后的长期生命预后的相关因素，通过单变量分析提取出了男性、ECOG-PS、BMI、PNI、肝硬化、缺血性心脏病、CCI、服用抗血小板药物、eGFR（**表2**）。当利用这些因素进行多变量分析时，除了男性［风险比（hazard ratio，HR）2.52］和ECOG-PS ≥ 2（HR 3.28）、PNI < 46.7（HR 1.67）等全身状态外，肝硬化的并存（HR 4.93）、eGFR < 51.08mL/min · 1.73m^2（HR 2.16）等是与总生存相关的显著性预后因素。3例肝硬化病例中，Child-Pugh分类A、B、C各1例，总生存期分别为6.7年、1.5年和0.4年。

ESD后3年内死亡的病例有26例，死因为肺炎8例、脑血管疾病5例、心脏病4例、胃以外的其他器官癌4例、其他4例、不明原因1例。按死因类别对生存3年病例3年以内的死亡相关因素分析发现，肺炎死亡时ECOG-PS ≥ 2［比值比（odds ratio，OR）28.6］、BMI < 20.7（OR 5.36）、PNI < 46.7（OR 7.59）、CCI ≥ 2（OR 5.50）、服用降压药物（OR 0.10）、限制性通气障碍（OR 7.39）为明显的相关因素。

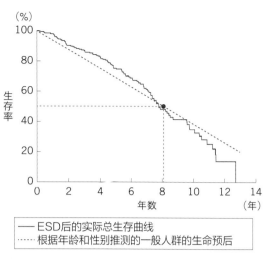

图1 高龄者早期胃癌ESD后的生命预后。ESD后病例的中位数年龄为83（80～91）岁，男女比例为123∶76，显示了实际的总生存曲线（红线）。根据一般人群的平均剩余寿命，计算出相同年龄、性别群体的平均剩余寿命为8.14年，在存活率50%的位置图示出同一期间（●），从起点开始用直线连接，作为模拟一般人群的预后（蓝色虚线）。

脑血管疾病死亡与PNI < 46.7（OR 10.1）有关，心脏病死亡与慢性心力衰竭并存（OR 12.7）、服用抗凝药（OR 16.3）有关（ $P < 0.05$ ）。无论哪种死因，都没有发现年龄和术后短期死亡之间的相关性。

此外，对与预后相关的因素中作为连续变量的PNI和eGFR的界 cut off 值进行了研究。将PNI以四分位数作为 cut off 值划分为4个亚组［① PNI 小于45.5（41 例），② PNI 大于45.5（49 例），③ PNI 大于48.5（51 例），④ PNI 大于52.0（58 例）。各个亚组的中位生存期分别为① 5.8年、② 8.4年、③ 7.6年、④ 11.2年，①组的生存期明显比②组短（ $P = 0.013$ ），但没有发现②与③、③与④之间有明显差异（**图 2a**）。eGFR 以 45 和 60 mL/min/1.73m^2 为 cut off 值划分为3个亚组（① eGFR 小于45（46 例），② eGFR 大于45 小于60（67 例），③ eGFR 大于60（86 例）。它们的中位生存期分别为① 5.6年、② 8.2年、③ 10.0年，①组的生存期明显短于②组（ $P = 0.007$ ），但没有发现②组和③组之间有明显差异（**图 2b**）。

表2 高龄者早期胃癌ESD后的生命预后因素

	单变量分析			多变量分析		
	HR	95%CI	P值	HR	95%CI	P值
基本数据						
年龄≥85岁	1.13	0.69~1.78	0.608			
性别（男性）	1.60	1.04~2.52	0.029*	2.52	1.55~4.19	<0.001*
全身状态						
ECOG-PS≥2	2.84	1.80~4.40	<0.001*	3.28	1.99~5.36	<0.001*
BMI<20.7kg/m²	1.72	1.12~2.60	0.013*	1.57	0.99~2.46	0.055
PNI<46.7	2.53	1.68~3.81	<0.001*	1.67	1.07~2.59	0.022*
并存疾病、既往史、服用药物等						
糖尿病	0.94	0.52~1.59	0.835			
慢性心力衰竭	1.31	0.78~2.12	0.287			
肝硬化	6.01	1.46~16.2	0.017*	4.93	1.12~15.2	0.036*
缺血性心脏病	1.79	1.11~2.80	0.017*	1.17	0.67~2.00	0.559
脑卒中	1.27	0.71~2.13	0.388			
CCI≥2	2.12	1.40~3.20	<0.001*	1.14	0.68~1.89	0.610
服用药						
抗血小板药	1.58	1.04~2.39	0.031*	1.00	0.59~1.65	0.997
抗凝药	1.33	0.55~2.68	0.483			
降压药	0.66	0.37~1.09	0.111			
降胆固醇药	0.96	0.63~1.44	0.849			
eGFR<51.08mL/（min·1.73m²）	2.56	1.68~3.88	<0.001*	2.16	1.33~3.50	0.001*
限制性通气障碍	1.66	0.75~3.26	0.193			
闭塞性通气障碍	0.78	0.42~1.39	0.416			
现吸烟	1.00	0.41~2.04	0.993			

对在单变量分析中具有显著性差异（$P < 0.05$）的变量进行了多变量分析。连续变量的cut off值是根据以3年生存为目的变量的受试者工作特征曲线（receiver operator characteristic curve），灵敏度+特异性最大的值。*：$P<0.05$.
BMI：body mass index，体重指数；CCI：Charlson comorbidity index，Charlson并发症指数；CI：confidence interval，可信区间；ECOG-PS：Eastern Cooperative Oncology Group-performance status，美国东部肿瘤学协作学组体力状态；eGFR：estimated glomerular filtration rate，估算肾小球滤过率；HR：hazard ratio，风险比；PNI：prognostic nutritional index，预后营养指数。

3. ESD偶发性并发症相关因素

　　与ESD相关的偶发性并发症有11例（5.5%）术后出血、3例（1.5%）穿孔、2例（1.0%）肺炎。术后出血在服用抗血小板药物者为7.7%，术后出血在服用抗凝血药物者为14.3%，虽然比例略高，但与不服用抗凝血药物者之间没有显著性差异。穿孔在85岁以上的病例中占5.5%，比80~84岁的病例（0%）显著增高（$P = 0.004$）。肺炎在ECOG-PS≥2的病例中占4.2%，存在限制性通气障碍的病例中占10.5%，现吸烟者中占9.1%，分别比ECOG-PS 0~1病例（0）、没有限制性通气障碍的病例（0）和现非吸烟者（0.6%）显著增高（$P < 0.05$）。

讨论

1. 从胃癌的预后和年龄来看的治疗适应证评估

　　本研究中80岁以上高龄者早期胃癌ESD后的生命预后为中位生存期7.78年，非常良

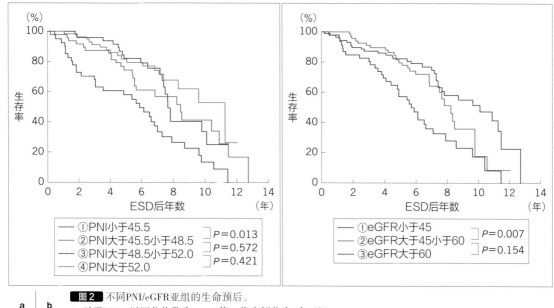

图2 不同PNI/eGFR亚组的生命预后。

a 对于PNI，以四分位数为cut off值，将病例分为4个亚组。

b eGFR方面，以45及60mL/（min·1.73m^2）为cut off值，将病例分为3个亚组。

好，与从一般人群生命表推测的剩余寿命基本一致。这提示尽管在决定施行 ESD 时，在选择高龄而状态好的病例上存在选择偏倚，但80岁以上的老年人也可以通过 ESD 治疗早期胃癌，获得一定的生命延长效果。那么，80岁以上到底应该治疗早期胃癌到多大年纪呢？本研究集中针对80岁以上老人，但未显示年龄与 ESD 后预后的明显关联性。因此，将早期胃癌的自然预后相关数据与一般人口各年龄的平均剩余寿命进行比较和考察。

首先，关于早期胃癌的自然预后，过去有过几篇报道。Tsukuma 等报道 38 例早期胃癌的疾病特异性中位生存期为 75 个月，Oh 等报道 20 例 Stage Ⅰ 胃癌的总生存期平均值为 63 个月。但是，这些研究没有详细分析肿瘤直径、黏膜内癌和黏膜下浸润癌的比例、组织分型等，可能与以高分化型黏膜内癌为主体的 ESD 适应证病变的预后之间相背离。

作为黏膜内癌的研究，Iwagami 等对怀疑为黏膜内癌的 18 例早期胃癌进行了 13 ~ 110（中位数 26.5）个月的观察，肿瘤直径向侧向增大

20% 以上的有 6 例，向黏膜下层以深浸润的有 1 例。该报道指出，多数病例的肿瘤增大非常缓慢，有 110 个月未见增大的 10 mm 大小的肿瘤，但也有 13 个月侧向进展 15 mm 的肿瘤，肿瘤增大速度在各病例中存在差异。

但是，关于黏膜下浸润癌，在观察 16 ~ 18 个月的 3 例中，全部病例向侧向增大，2 例向固有肌层以深浸润。Iwai 等、Fujisaki 等的病例报道也认为从黏膜下浸润癌向晚期癌的进展在 2 年左右，1 例在之后 1 年左右因原发病死亡，黏膜下浸润癌的肿瘤进展比黏膜内癌显著。因此，作为 ESD 对象的早期胃癌患者的自然预后不会比 Tsukuma 等、Oh 等报道的数据短。

另一方面，一般人口各年龄段的平均剩余寿命如下：男性 80 岁、85 岁、90 岁、95 岁分别为 8.83 年、6.22 年、4.27 年、2.98 年，女性 80 岁、85 岁、90 岁、95 岁分别为 11.71 年、8.30 年、5.56 年、3.63 年。根据 Tsukuma 等的报道，如果早期胃癌的自然预后为 6 年左右，那么可以期待超过这一水平的平均剩余寿命为男性 85 岁（6.22 年）、女性 89 岁（6.05 年）

左右，认为这是判断是否施行早期胃癌 ESD 的标准年龄。

2. 患者背景因素的生命预后预测

研究 ESD 后的生命预后和各种患者背景因素的相关结果显示，ECOG-PS、PNI、肝硬化、eGFR 为显著相关因素。从全身状态来看，ECOG-PS 和 PNI 与术后肺炎导致的短期死亡有关，PNI 也与脑血管疾病导致的短期死亡有关。这些因素在其他的论文中也有报道，Sekiguchi 等报道，ECOG-PS ~ 1 的 85 岁以上的早期胃癌 ESD 后患者中，PNI 低的患者（PNI < 44.6）与高的患者（PNI ≥ 44.6）相比预后不良（HR 7.0），对生命预后来说是比肿瘤因素和 ESD 的内镜根治度重要的因素。Iwai 等还报道 ECOG-PS（≥ 2：HR 3.23）和 PNI（≤ 47.7：HR 3.44）与 CCI 均是独立的 ESD 后预后因素。特别是 PNI 作为客观的数据是一个很好的指标，但为了在实际临床中使用，必须设定判断预后好坏的 cut off 值。

本研究中将 PNI 用第 1 四分位数（45.5）分开的情况下，预后的差异显著性，与 Sekiguchi 等和 Iwai 等的结果一样，认为最好是将中位数更低的值设定为筛选营养状态更差的病例的 cut off 值。实际数值 Sekiguchi 等报道为 44.6，Iwai 等报道为 47.7，结合笔者等的结果，推测暂定 45 左右比较理想，但也有可能需要根据年龄进行调整，需要积累病例进行进一步的研究。

关于合并疾病、既往史、服用药物等，在本研究中，限制性通气障碍是肺炎导致短期死亡的风险因素，慢性心力衰竭和服用抗凝药是心脏病导致短期死亡的风险因素。而与长期预后相关的只有肝硬化和 eGFR。一般来说，并存疾病、既往史的评估变得更加复杂的原因是，除了单纯的是否患有疾病之外，还需要分析其严重程度和控制程度。实际上，显示慢性肾脏疾病、慢性阻塞性肺病、肝硬化、缺血性心脏病、中风的预后与疾病的重症程度等密切相关（**表 3**），例如，慢性阻塞性肺病在慢性阻塞

性肺疾病全球倡议（global initiative for chronic obstructive lung，GOLD）分类 1 和 4 死亡风险相差 4 倍以上；在肝硬化，Child-Pugh 分类 A 和 C 的死亡风险相差 2 倍以上。

在本研究中，关于肾功能的指标 eGFR，与将慢性肾病的诊断标准 60 作为 cut off 值的情况相比，在把提示更低肾功能的 45 作为 cut off 值的情况下，更能明确提示与预后之间的相关性；另外，关于肝硬化，也有肝储备功能越低生存期越短的趋势。因此，在决定早期胃癌是否适合 ESD 时，除了考虑有无并存疾病外，还应关注其严重程度，认为需要与各领域的专门医生协商后慎重判断。还有，认为高龄者合并其他脏器癌的风险很高，因此对其评估也很重要，这是理所当然的。

3. 高龄者的 ESD 偶发性并发症风险

在前一部分，从关于预测的剩余寿命的角度就 ESD 适应证进行了分析，而伴于 ESD 的偶发性并发症风险也是应该考虑的重要一点。尤其是高龄者，由于全身状态和并存疾病等身体的原因，偶发性并发症容易加重，在长期住院的情况下，可能会使日常生活能力（activities of daily living，ADL）受损。

关于相关于 ESD 偶发性并发症的背景因素，本研究中在 ECOG-PS ≥ 2、束缚性通气障碍或目前吸烟的病例肺炎的发生率均较高，Matsumi 等也同样报道因束缚性通气障碍而 ESD 后发生肺炎的风险较高。另外，虽然在本文中没有给出数据，但在包括笔者所在医院非初发病例在内的早期胃癌 ESD 病例的研究中，与小于 80 岁的病例相比，80 岁以上的病例有肺炎多发的趋势（OR 4.3）；在 lin 等的 Meta 分析中也同样报道，高龄者与非高龄者相比患肺炎的风险明显增高（OR 2.18）。根据这些研究结果，认为对于 ECOG-PS 降低和有束缚性通气障碍的高龄者来说，ESD 后的肺炎是最应该注意的偶发性并发症之一。

另外，关于相关于术后出血的因素，虽然在本研究中未能得到有显著性意义的结果，但

表3 关于代表性并存疾病和既往史的预后报道

疾病	例数	对象	结果	5年总死亡率	风险分级
慢性肾病	2966	eGFR 10~59，日本人	死亡率：7.2/（1000人·年）	3.6%（推定）	糖尿病：死亡风险HR（95%CI）per eGFR 10ml/（min·1.73m²）decrease
					有：1.326（1.133~1.552）
					无：1.201（0.978~1.476）
慢性阻塞性肺疾病	524	吸入支气管扩张药后的1秒率<70%	死亡率：42.8/（1000人·年）	21.4%（推定）	GOLD分类（FEV1 %预计）：死亡率/（1000人·年）
					GOLD1（80≤）：35.0
					GOLD2（50≤，<80）：44.4
					GOLD3（30≤，<50）：105.5
					GOLD4（<30）：154.4
肝硬化	23797	肝硬化（Meta分析）	1年生存率：78%	not available（暂无）	难以得到 Child-Pugh分类：1年生存率，2年生存率
			2年生存率：75%		A：95%，90%
					B：80%，70%
					C：45%，38%
缺血性心脏病	5753	采用支架经皮冠状动脉干预后（Meta分析）	30日死亡率：1.6%	13.0%	30日以内的再梗死：5年死亡率
			5年死亡率：13.0%		有：45.7%
					无：11.1%
脑卒中	1051	缺血性脑卒中（929例）	30日死亡率：10.5%	39.8%	风险因素：死亡风险HR（95%CI）
		出血性脑卒中（140例）	1年死亡率：21.2%		抗胆固醇药：0.69（0.57~0.84）
			5年死亡率：39.8%		糖尿病：1.48（1.25~1.75）
					慢性心力衰竭：1.45（1.22~1.73）
					现吸烟：1.37（1.07~1.75）

eGFR：estimated glomerular filtration rate，估算肾小球滤过率；CI：confidence interval，可信区间；HR：hazard ratio，风险比。

也有因服用抗血栓药而术后出血的风险增大的报道（OR 1.68），可以说对于服用抗血栓药增加的高龄者来说，术后出血仍然是应该注意的偶发性并发症。

另一方面，关于穿孔方面，在本研究中发生的 3 例都是在 85 岁以上的病例发生于 ESD 中，但未见记录关于肿瘤的存在部位、瘤径、黏膜下层纤维化的有无等特定表现，认为与年龄本身带来的影响相比，手术医生技术方面的影响更大。

除此之外，对高龄者还需要留意患者的社会背景。在由于独居等而对出院后的生活帮助较少的情况下，患者很难遵守服药和饮食指导，在发生偶发性并发症的情况下有可能不会被及时发现。下面展示特征性的病例。

[病例] 80 岁，男性。

合并疾病／既往史有糖尿病、脑梗死，正在服用小剂量阿司匹林。在家中与妻子二人生

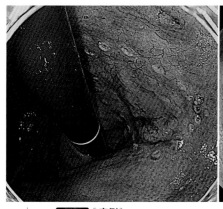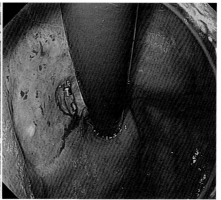

图3 [病例]

a|b

a 对胃体上部小弯后壁25 mm大小的早期胃癌0-Ⅱc型病变施行了ESD。

b ESD后第17天，急诊内镜下的ESD后溃疡。夹子是ESD时为了血管交通支的止血而被留置的。

活，ECOG-PS 0、PNI 46.5，营养状态轻度不良，但未见明显的痴呆症。在继续服用小剂量阿司匹林下，对位于胃体上部小弯后壁的25 mm大小的早期胃癌0-Ⅱc型病变施行了ESD（**图3a**）。通过ESD标本的病理组织学检查，见有达到黏膜下1000μm的肿瘤浸润，判断为内镜根治度C2。

术后经过：从ESD后第2天开始进食，经过良好，第7天出院回家。出院后，自行中断了服用质子泵抑制剂（proton pump inhibitor，PPI），从ESD后第13天左右开始出现黑便、饮食摄取不良、走路蹒跚等症状，但未到医疗机构咨询或接受治疗。由于在ESD后第17天见有意识不清，被紧急送往本院，血中血红蛋白浓度为4.6 g/dL，见有明显贫血，施行了急诊上消化道内镜检查。ESD后溃疡从边缘开始上皮化，未发现明显的裸露血管和活动性出血（**图3b**）。由于胃内有少量凝血块潴留，推测贫血的原因是源于ESD后溃疡的慢性出血，未服用PPI和生活环境等因素助长了出血。住院后输了6单位红细胞，由于经过良好，于ESD后第26天出院。

一般认为，对于本病例来说，缺乏疾病相关知识和家里的环境与术后出血的发病和病情的进展有关，是痛感出院后的生活指导和疗养

支持的重要性的1个病例。

结语

关于判断高龄者早期胃癌是否适合ESD应考虑的事项，以分析患者背景因素与预后之间相关性的结果为基础进行了概述。以男性85岁、女性89岁的平均剩余寿命约6年作为指标，根据ECOG-PS、PNI等全身状态，以及并存疾病/既往史的重症程度推测大致的剩余寿命，在认为其剩余寿命超过早期胃癌的自然预后的情况下，方可以认为作为ESD的适应证是妥当的。另外，笔者认为，即使在判断是ESD适应证的情况下，也应该考虑到由于患者的身体方面和社会背景而可能会因ESD时的偶发性并发症而引起不利，在此基础上决定是否治疗。

参考文献

[1]小野寺時夫，五関謹秀，神前五郎. Stage Ⅳ・Ⅴ（Ⅴは大腸癌）消化器癌の非治癒切除・姑息手術に対するTPNの適応と限界. 日外会誌 85: 1001-1005, 1984.

[2]Charlson ME, Pompei P, Ales KL, et al. A new method of classifying prognostic comorbidity in longitudinal studies: Development and validation. J Chronic Dis 40: 373-383, 1987.

[3]厚生労働省. 第22回生命表（完全生命表）の概況，統計情報・白書. https://www.mhlw.go.jp/toukei/saikin/hw/life/22th/index.html.

[4]Tsukuma H, Oshima A, Narahara H, et al. Natural history of

early gastric cancer: a non-concurrent, long term, follow up study. Gut 47: 618-621, 2000.

[5]Oh SY, Lee JH, Lee HJ, et al. Natural history of gastric cancer: observational study of gastric cancer patients not treated during follow-up. Ann Surg Oncol 26: 2905-2911, 2019.

[6]Iwagami H, Ishihara R, Nakagawa K, et al. Natural history of early gastric cancer: series of 21 cases. Endosc Int Open 7: E43-48, 2019.

[7]Iwai T, Yoshida M, Ono H, et al. Natural history of early gastric cancer: a case report and literature review. J Gastric Cancer 17: 88-92, 2017.

[8]Fujisaki J, Nakajima T, Hirasawa T, et al. Natural history of gastric cancer—a case followed up for eight years: early to advanced gastric cancer. Clin J Gastroenterol 5: 351-354, 2012.

[9]Sekiguchi M, Oda I, Suzuki H, et al. Clinical outcomes and prognostic factors in gastric cancer patients aged ≧85 years undergoing endoscopic submucosal dissection. Gastrointest Endosc 85: 963-972, 2017.

[10]Iwai N, Dohi O, Naito Y, et al. Impact of the Charlson comorbidity index and prognostic nutritional index on prognosis in patients with early gastric cancer after endoscopic submucosal dissection. Dig Endosc 30: 616-623, 2018.

[11]Tanaka K, Watanabe T, Takeuchi A, et al. Cardiovascular events and death in Japanese patients with chronic kidney disease. Kidney Int 91: 227-234, 2017.

[12]Menezes AM, Wehrmeister FC, Perez-Padilla R, et al. The PLATINO study: description of the distribution, stability, and mortality according to the global initiative for chronic obstructive lung disease classification from 2007 to 2017. Int J Chron Obstruct Pulmon Dis 12: 1491-1501, 2017.

[13]D' Amico G, Garcia-Tsao G, Pagliaro L. Natural history and prognostic indicators of survival in cirrhosis: a systematic review of 118 studies. J Hepatol 44: 217-231, 2006.

[14]Head SJ, Milojevic M, Daemen J, et al. Stroke rates following surgical versus percutaneous coronary revascularization. J Am Coll Cardiol 72: 386-398, 2018.

[15]Koton S, Schneider AL, Rosamond WD, et al. Stroke incidence and mortality trends in US communities, 1987 to 2011. JAMA 312: 259-268, 2014.

[16]Matsumi A, Takenaka R, Ando C, et al. Preoperative pulmonary function tests predict aspiration pneumonia after gastric endoscopic submucosal dissection. Dig Dis Sci 62: 3084-3090, 2017.

[17]Lin JP, Zhang YP, Xue M, et al. Endoscopic submucosal dissection for early gastric cancer in elderly patients: a meta-analysis. World J Surg Oncol 13: 293, 2015.

[18]Libânio D, Costa MN, Pimentel-Nunes P, et al. Risk factors for bleeding after gastric endoscopic submucosal dissection: a systematic review and meta-analysis. Gastrointest Endosc 84: 572-586, 2016.

Summary

Patient Characteristics and Indication for Endoscopic Submucosal Dissection in Elderly Patients with Early Gastric Cancer

Koji Miyahara[1], Masahiro Nakagawa[1-2],
Yoshiyasu Kono[1,3], Tetsu Hirata[1]
Yuka Obayashi, Tatsuhiro Gotoda,
Saimon Takada, Yuki Moritou,
Ken Hirao, Masaki Kunihiro,
Motowo Mizuno[4], Hiroyuki Okada[3]

To help determine the indications for ESD (endoscopic submucosal dissection) in elderly patients with early gastric cancer, we investigated the relevance of patients' background characteristics with their prognosis after ESD. In 199 patients aged ≧80 years with early gastric cancer treated with ESD, we found that performance status, PN (Iprognostic nutritional index) , comorbidity of cirrhosis, and estimated glomerular filtration rate were significantly associated with overall survival, suggesting that these factors may help define the indications for ESD. With a cutoff value of PNI 45.5, a significant difference in overall survival was observed. In addition, certain comorbidities were found associated with adverse events after ESD, and such factors should also be considered when defining the indications for ESD.

[1]Department of Internal Medicine, Hiroshima City Hiroshima Citizens Hospital, Hiroshima, Japan.

[2]Department of Endoscopy, Hiroshima City Hiroshima Citizens Hospital, Hiroshima, Japan.

[3]Department of Gastroenterology & Hepatology, Okayama University Graduate School of Medicine, Dentistry, and Pharmaceutical Sciences, Okayama, Japan.

[4]Department of Gastroenterology, Kurashiki Central Hospital, Okayama, Japan.

关于制定高龄早期胃癌患者
ESD 新适应证标准的研究

—— "关于高龄早期胃癌患者内镜黏膜下剥离术适应证的 Ⅲ 期单
组验证性试验（JCOG1902）"

关口 正宇 [1-2]

小田 一郎 [1]

森田 信司 [3]

片井 均 [4]

摘要● 即使对于高龄患者，对于不满足现行诊疗指南中内镜治疗绝对适应证或适应证扩大标准的早期胃癌的标准治疗也还是外科胃切除，但伴有偶发性并发症和QOL低下、即便是能够完成手术也不能受益、可能因其他疾病死亡等问题。因此，制定针对高龄早期胃癌患者的ESD新适应证标准的意义重大。为此，制订了针对高龄者的ESD新适应证标准方案，并开始了验证其可行性的多中心临床试验（JCOG1902）。如果通过本试验能够证明施行ESD的试验性治疗相对于标准治疗（手术）具有非劣性的话，那么对于患有符合新适应证标准的早期胃癌的高龄患者，将可以选择首先施行ESD治疗。

关键词 高龄者　早期胃癌　内镜黏膜下剥离术（ESD）适应证标准　外科胃切除

[1] 国立がん研究センター中央病院内視鏡科　〒 104-0045 東京都中央区築地 5
丁目 1-1　E-mail : masekigu@ncc.go.jp
[2] 同　検診センター
[3] 獨協医科大学第一外科
[4] 国立がん研究センター中央病院胃外科

前言

在老龄化问题很严重的日本，尽管胃癌年龄调整后发病率（Age Adjusted Incidence Rate）的年度变化在男女均呈减少的趋势，但胃癌的粗患病率却并未减少。各年龄段的胃癌患病率在男女均为高龄者更高，可以说应对高龄胃癌患者是日本的一项重要课题。考虑到胃癌内镜检查的普及，预计在高龄者胃癌中发现早期胃癌的机会将越来越多，因此制定针对高龄早期胃癌患者的适当的治疗策略是一个紧迫的课题。

针对早期胃癌的治疗主要有以内镜黏膜下剥离术（endoscopic submucosal dissection, ESD）为主的内镜治疗和外科胃切除，但由于其侵袭性的不同，对于高龄者在治疗选择上常常感到困难。为了改善这一现状，笔者等从 2020 年 4 月开始了以制定针对高龄早期胃癌患者的 ESD 新适应证标准为目的的多中心临床试验。在本文中介绍该临床试验的内容。

制定针对高龄早期胃癌患者的ESD新适应证标准的必要性

在现行的诊疗指南［胃癌治疗指南（第5版），对于胃癌的ESD/EMR指南（第2版）］中，尽管引入了内镜治疗的相对适应证这一概念，但在作为标准治疗的内镜治疗、外科胃切除的适应证标准中没有设定年龄的限制。也就是说，对于不满足内镜治疗的绝对适应证或扩大适应证标准的早期胃癌的标准治疗，即使在高龄患者也是外科胃切除。尽管外科胃切除对早期胃癌的根治度高，但是与非高龄者相比，在高龄者存在有包括术后早期死亡在内的严重偶发性并发症的风险和胃切除本身带来的生活质量（quality of life，QOL）降低的问题。基于日本外科学会的国家临床数据库（National Clinical Database）分析的研究也表明，在外科胃切除方面，"高龄"是导致手术相关死亡的危险因素。另外，根据日本胃癌学会的全国胃癌登记数据也证实，早期胃癌外科手术后的早期死亡率随着年龄的增长而上升。还有，也必须考虑高龄患者因其他疾病死亡的风险的高低。由于即使能够完成对早期胃癌的根治手术，也有不少高龄者不能充分享受手术带来的好处，因其他疾病而死亡，因此有必要针对高龄者制定更好的治疗策略。

根据以上分析，我们认为，与非高龄患者相比，针对高龄早期胃癌患者，制定以更多病变为对象的内镜治疗（ESD）新适应证标准很有意义，也很有必要。为此，制定了"高龄者ESD新适应证标准方案（试验对象病变标准）"，为了验证其可行性，通过日本临床肿瘤研究学组（Japan Clinical Oncology Group，JCOG）于2020年4月7日开始了下面的多中心临床试验。本试验是JCOG消化内镜组和JCOG胃癌组的组间（intergroup）研究，是由内镜医生、内科医生、外科医生进行的合作试验。

关于高龄早期胃癌患者内镜黏膜下剥离术适应证的Ⅲ期单组验证性试验（JCOG1902，UMIN000040083）

1. 试验目的

在现行指南的内镜治疗绝对适应证/扩大适应证标准的范围之外，制订"高龄者ESD新适应证标准方案（试验对象病变标准）"，目的是验证该标准的合理性。具体来说，以患有满足该标准的高龄早期胃癌患者为对象进行试验性治疗，"施行ESD，仅在根据其组织病理学检查结果被判断为转移风险特别高的情况下施行追加外科胃切除，除此之外进行无治疗随访观察"，与"一开始就施行外科胃切除"的标准治疗相比较，以生存期为指标验证是否效果毫不逊色。

2. 试验对象

以患有满足试验对象病变标准的早期胃癌，并且对作为标准治疗的外科胃切除具有耐受手术能力的高龄者（男性75岁以上，女性80岁以上）作为本试验的试验对象。

本试验原本是为了验证在标准治疗为外科胃切除的人群中，可以把最初施行ESD的试验性治疗变更为标准治疗的选项这一假说的试验，在没有耐受手术能力而不能施行外科胃切除的情况下不能验证该假说。另外，在本试验中，试验性治疗的一部分设定了追加外科胃切除，根据这一点也只能以具有耐手术能力的患者为对象。

关于研究对象的年龄，由于作为标准治疗的外科胃切除的侵袭性很大，本试验中希望验证的对象是很可能没有充分享受治疗的益处而死亡的患者，因此基于对早期胃癌的外科胃切除后的早期死亡率和5年总生存率（OS）数据进行了设定。作为其数据来源，采用了关于标准治疗的、最权威的历史对照数据（historical control data）——日本胃癌学会的全国胃癌登记数据中的早期胃癌（pT1N0～1）外科胃切除

表1 早期胃癌外科胃切除后的早期死亡率（90天以内）——基于日本胃癌学会全国胃癌登记数据（2001—2007年外科登记病例）

年龄	男性	女性
74岁以下	0.3%	0.1%
75~79岁	1.3%	0.9%
80~84岁	1.8%	1.1%
85~89岁	2.0%	2.8%
90岁以上	8.2%	5.8%

本试验的对象病变用粉红色表示。
〔根据 "Nunobe S, et al. Surgical outcomes of elderly patients with stage I gastric cancer from the nationwide registry of the Japanese Gastric Cancer Association. Gastric Cancer 23: 328–338, 2020" 制表〕

表2 早期胃癌外科胃切除后的5年总生存率——基于日本胃癌学会全国胃癌登记数据（2001—2007年外科登记病例）

年龄	男性	女性
74岁以下	92.8%	97.0%
75~79岁	79.1%	90.2%
80~84岁	72.2%	81.5%
85~89岁	55.2%	69.4%
90岁以上	42.7%	57.7%

本试验的对象病变用粉红色表示。
〔根据 "Nunobe S, et al. Surgical outcomes of elderly patients with stage I gastric cancer from the nationwide registry of the Japanese Gastric Cancer Association. Gastric Cancer 23: 328–338, 2020" 制表〕

表3 现行诊疗指南中的内镜治疗适应证和试验对象病变标准的定位

壁浸润深度	cT1a（M）			cT1a（M）		cT1b（SM）	
消化性溃疡	UL0			UL1		不管UL	
病变长径	≤2cm	2~3cm	>3cm	≤3cm	>3cm	≤3cm	>3cm
分化型	EMR/ESD绝对适应证	ESD绝对适应证	ESD绝对适应证	ESD绝对适应证	外科胃切除	试验对象病变标准①	外科胃切除
未分化型	ESD绝对适应证*	试验对象病变标准②	外科胃切除	试验对象病变标准②	外科胃切除	试验对象病变标准③	外科胃切除

本试验的对象病变用粉红色表示。*：根据 "胃癌に対するESD/EMRガイドライン（第2版）"。
〔根据 "日本胃癌学会（编）. 胃癌治療ガイドライン，第5版. 金原出版, 2018；小野裕之，他. 胃癌に対するESD/EMRガイドライン，第2版. Gastroenterol Endosc 62: 273–290, 2020" 制表〕

后早期死亡率（90日以内，**表1**）和5年OS（**表2**）的数据。将术后90天内的死亡率高于1%、且术后5年OS低于80%左右的年龄设定为本试验的对象年龄，即男性75岁以上、女性80岁以上。虽然对男女分别设定了年龄标准，但从一般人群的平均寿命存在男女差异这一点来看，认为这一设定是合适的。

3. 试验对象病变标准的设定

对于高龄患者，即使早期胃癌病变的推测同时性淋巴结转移率超过1%，只要是有一定的比例，就认为可以将最先施行微创性ESD的新型治疗设定为本试验的试验性治疗。参考上述的早期胃癌外科胃切除后的5年OS数据等，通过JCOG消化内镜组和JCOG胃癌组反复研究，将被允许的淋巴结转移率设定为10%。早期胃癌的淋巴结转移率虽然因病变的肿瘤直径、组织分型、浸润深度等条件的不同而大不相同，但在现行诊疗指南的内镜治疗绝对适应证/扩大适应证标准外的早期胃癌中，根据过去的外科手术病例的同时性淋巴结转移率数据，将转移率低于10%的组作为本试验的对象。另外，考虑到ESD的技术层面，将病变长径在3 cm以下、从技术上判断可以达到垂直断端阴性切除的病变作为对象的条件。其结果，将以下①～③设定为试验对象病变标准（在［］内记载了过去外科手术的、脉管浸润阴性情况下的同时性淋巴结转移率数据，**表3**）。

①肿瘤直径3 cm以下的cT1b（SM）分化型癌［5.4%（15/276）］

②肿瘤直径3 cm以下的cT1a（M）未分化型癌（除外肿瘤直径2 cm以下、UL0）［2.4%（9/380）］

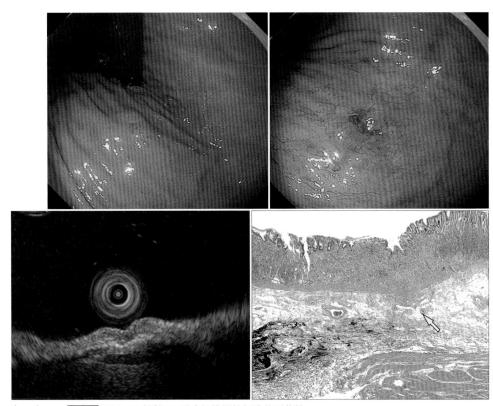

a	b
c	d

图1 通过EUS判断ESD垂直切缘阴性切除的可能性。

a~d [**病例1**] 被认为通过ESD切除有可能是垂直切缘阴性的早期胃癌。

a 常规内镜像。在靠近胃体中部小弯前壁被指出有0-Ⅱc型病变。

b 靛胭脂染色像。诊断为10 mm大小的cT1b未分化型癌。

c EUS像。见有第3层（黏膜下层）变薄，但病变深部和第4层（固有肌层）之间有一定距离。

d 组织病理像（手术标本）。在一般诊疗中，施行了作为标准治疗的外科胃切除。组织型为sig、por，浸润深度为pT1b（SM 1300 μm）。正如EUS诊断，在癌浸润的最深处（黄色箭头所指）与固有肌层之间有一段距离，认为即使在施行ESD的情况下也有可能是垂直断端阴性切除的病例。

③肿瘤直径 3 cm 以下的 cT1b（SM）未分化型癌［7.5%（18/241）］

［ ］内的同时性淋巴结转移率的数据为来自外科手术病例的数据。关于①和③，由于也包括了一直浸润到固有肌层附近，通过 ESD 不能保证垂直切缘阴性的病变，因此预测在本试验的对象，同时性淋巴结转移率会进一步降低。

是否能够垂直切缘阴性切除的判断在本试验中非常重要，为了使其诊断更加可靠，对于通过常规内镜检查被判断为 cT1b 的病变（上述①和③），必须进行超声内镜检查（endoscopic ultrasonography，EUS）。只有在通过 EUS 判断可以进行垂直切缘阴性切除的情况下，才作为本试验的对象（**图1**）。

4. 试验性治疗的设定

本试验的流程如 **图2** 所示。首先施行ESD，仅在通过切除标本的组织病理学表现判断为转移风险特别高的情况下，才施行伴淋巴结清扫的追加外科胃切除，其他情况下则采取不治疗而随访观察的方针。

最初施行的治疗设定为能够最可靠地将病变整块切除的内镜治疗——ESD。通过 ESD 后的组织病理学诊断，将分类为指南中的 eCura C 的病变，根据从过去的手术病例数据推测出的

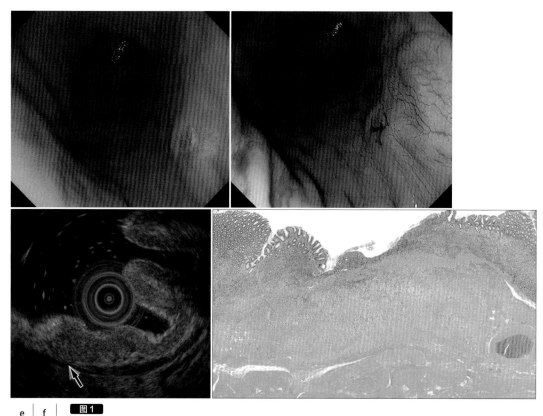

e	f
g	h

图1

e~h［**病例2**］被判断为通过ESD难以进行垂直切缘阴性切除的早期胃癌。

e 常规内镜像。被指出在胃体中部后壁有0-Ⅱc型病变。

f 靛胭脂染色像。诊断为15 mm大小的cT1b未分化型癌。

g EUS像。在黑色箭头部第3层（黏膜下层）大致中断。

h 组织病理像（手术标本）。在一般诊疗中，施行了标准治疗的外科胃切除。组织型为por、sig，浸润深度为pT1b（SM2）。正如EUS诊断，癌一直浸润至固有肌层正上方，认为是通过ESD不能实现垂直切缘阴性切除的病例。

同时性淋巴结转移率，分为"高龄者根治度（EL）1、2、3"，并确定之后的对应方案。在满足"脉管浸润阳性""垂直切缘阳性或无法判定""浸润深度 pT2（MP）以深""浸润深度 pT1b（SM）的未分化型癌且肿瘤直径超过 3 cm"任意一项时，判定为"EL-3"。在这种情况下，推测的淋巴结转移率高于10%，因为预想到如果只施行 ESD 的话，之后的淋巴结转移复发风险高，因此在 ESD 后追加施行伴淋巴结清扫的外科胃切除。此外，将在 eCura C 中全部满足肿瘤被整块切除、"脉管浸润阴性""切除切缘阴性""浸润深度 pT1a（M）或 pT1b（SM）""肿瘤直径3 cm 以下"这些条件的病变判定为"EL-1"，将不属于 EL-1 和 EL-3 的病变（水平切缘阳性

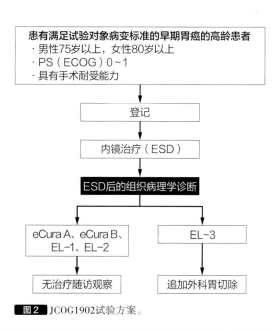

> **患有满足试验对象病变标准的早期胃癌的高龄患者**
> · 男性75岁以上，女性80岁以上
> · PS（ECOG）0~1
> · 具有手术耐受能力

↓

登记

↓

内镜治疗（ESD）

↓

ESD后的组织病理学诊断

↓ ↓

eCura A、eCura B、EL-1、EL-2 ／ EL-3

↓ ↓

无治疗随访观察 ／ 追加外科胃切除

图2 JCOG1902试验方案。

病例等）判定为"EL-2"。在这些情况下，不施行追加外科胃切除，采取随访观察的方针。

在试验性治疗中，在设定通过最初施行ESD，以高龄早期胃癌患者的胃保留为目的的同时，对淋巴结转移风险高的病例，通过追加施行外科胃切除，可以减少对象整体的复发风险。

5. 试验设计

通过单组验证性试验（Ⅲ期试验）验证试验性治疗相对于标准治疗的非劣性。

作为试验的主要终点（primary endpoint），将"EL-1 患者的 5 年 OS"和"全部合格病例的 5 年 OS"设定为共同主要终点（co-primary endpoints）。之所以设定了共同主要终点，是为了评估本试验的两次决策（"最初施行ESD""根据 ESD 后的病理学诊断选择是无治疗随访观察还是追加外科胃切除"）是否都合适。

非劣性验证是以关于标准治疗的最权威的历史对照——日本胃癌学会的全国胃癌登记数据为基础，设定了 EL-1 患者和所有登记病例的 5 年 OS 的预期值和阈值。当也考虑到预计的登记患者的年龄、性别分布和 ESD 后分类（eCura A、B，EL-1、2、3）的分布时，计算出 EL-1 患者和全部登记病例患者的 5 年 OS 的预期值、阈值均为 74%、64%（最终再根据实际登记的全部合格病例的性别、年龄分布重新计算出预期值、阈值后进行分析）。如果EL-1 患者和全部合格病例的 5 年 OS（对于显著性水平的可信区间的下限）均超过阈值，则判断为试验性治疗相对于标准治疗的非劣性得到了证明。

预定登记患者数以检出率 80%、单侧显著性水平 5% 计算样本量，EL-1 患者为 150 例（全部合格患者为 325 例左右），研究期预定为登记期 3 年，跟踪期 5 年。

本试验除上述共同主要终点外，还将其他多个指标作为次要终点（secondary endpoints）进行评估，其中也包括以评估治疗对高龄者日常生活自理能力影响为目的的工具性日常生活活动（instrumental activities of daily living，IADL）。

6. 本试验的意义

近年来，关于高龄早期胃癌患者的治疗方针，着眼于在通过 ESD 后的组织病理学诊断为eCura C 的情况下是否施行追加外科胃切除的研究和争论在不断增加。但是，关于 ESD 适应证的研究尚不充分，对于患有符合本试验对象病变标准的早期胃癌的高龄者，尚无关于初次选择 ESD 情况下的有效性和安全性的可靠数据。在这种情况下，如果通过本试验能够证明试验性治疗相对于标准治疗的非劣性，则对于患有符合本试验对象病变标准的早期胃癌的高龄者，就有了最初施行 ESD 这一治疗选项，可以期待享受保留胃这一益处的高龄患者的增加。另一方面，如果不能证明试验性治疗的非劣性的话，就会给我们敲响警钟，对于患有符合本试验对象病变标准的早期胃癌的高龄者不要轻易地施行 ESD。

结语

本文介绍了着眼于高龄早期胃癌患者 ESD新适应证标准的临床试验 JCOG1902。在充分考虑高龄者的手术侵袭和其他疾病死亡风险的基础上，为了更好地对高龄早期胃癌患者进行诊疗，希望通过 JCOG1902 试验传递出有意义的信息。

参考文献

[1]国立がん研究センターがん情報サービス. がん登録・統計. https://ganjoho.jp/reg_stat/statistics/stat/index.html.

[2]日本胃癌学会（編）. 胃癌治療ガイドライン，第5版. 金原出版，2018.

[3]小野裕之，八尾建史，藤城光弘，他. 胃癌に対するESD/EMRガイドライン，第2版. Gastroenterol Endosc 62: 273-290, 2020.

[4]Watanabe M, Miyata H, Gotoh M, et al. Total gastrectomy risk model: data from 20,011 Japanese patients in a nationwide internet-based database. Ann Surg 260: 1034-1039, 2014.

[5]Kurita N, Miyata H, Gotoh M, et al. Risk model for distal gastrectomy when treating gastric cancer on the basis of data from 33,917 Japanese patients collected using a nationwide web-based data entry system. Ann Surg 262: 295-303, 2015.

[6]Nunobe S, Oda I, Ishikawa T, et al. Surgical outcomes of

elderly patients with stage I gastric cancer from the nationwide registry of the Japanese Gastric Cancer Association. Gastric Cancer 23: 328–338, 2020.

[7]関口正宇，小田一郎，森田信司，他．早期胃癌の治療と予後—高齢早期胃癌患者に対する治療の現状と今後の展望．胃と腸 53: 720–725, 2018.

[8]Sekiguchi M, Oda I, Taniguchi H, et al. Risk stratification and predictive risk-scoring model for lymph node metastasis in early gastric cancer. J Gastroenterol 51: 961–970, 2016.

Summary

Establishing New Indications for Endoscopic Submucosal
Dissection in Elderly Patients with Gastric Cancer:
Single-arm Confirmatory Clinical Trial, JCOG 1902

Masau Sekiguchi[1-2], Ichiro Oda[1],
Shinji Morita[3], Hitoshi Katai[4]

Based on the current guidelines, ESD（endoscopic submucosal dissection）is accepted as a standard treatment only for EGCs（early gastric cancers）with a very low risk of lymph node metastasis（<1%）. The standard treatment for other EGCs is surgical gastrectomy with lymphadenectomy regardless of patient age. However, gastrectomy for elderly patients is associated with a higher risk of complications and poor quality of life. Even when the procedure is successful, elderly patients may die of other diseases soon after treatment. In order to avoid overtreatment with gastrectomy, we proposed new ESD indications for elderly patients and initiated a clinical trial（JCOG1902）to confirm the non-inferiority of treatment with initial ESD for elderly patients with EGCs meeting the new indications versus standard gastrectomy. If non-inferiority is proven, ESD will be considered an appropriate initial treatment option for qualifying elderly patients.

[1]Endoscopy Division, National Cancer Center Hospital, Tokyo.

[2]Cancer Screening Center, National Cancer Center Hospital, Tokyo.

[3]First Department of Surgery, Dokkyo Medical University, Tochigi, Japan.

[4]Gastric Surgery Division, National Cancer Center Hospital, Tokyo.

高龄早期胃癌患者随访观察转为晚期胃癌 1 例

岩上 裕吉[1]

上堂 文也

庄司 绚香

三宅 宗彰

松枝 克典

井上 贵裕

胁 幸太郎

福田 弘武

七条 智圣

前川 聪

金坂 卓

山本 幸子

竹内 洋司

东野 晃治

道田 知树

石原 立

摘要●患者为80多岁的男性。以右季肋部疼痛为主诉在附近医院就诊时，MRI显示在右侧第5、6肋骨疑似有骨肿瘤。经详细检查，诊断为多发性骨髓瘤。通过上消化道内镜检查，在胃体下部小弯侧见有30 mm大小的凹陷性病变，经活检诊断为胃癌。台状上举表现呈阳性，浸润深度诊断为cT1b。决定优先进行多发性骨髓瘤的治疗，对胃癌则采取不治疗、随访观察的方针。病变在12个月后增大至50 mm，16个月后增大至80 mm左右，从贲门部进展至胃角部。凹陷内及边缘隆起的厚度也进一步增加，诊断为深于cT2。为经过1年零4个月从早期胃癌发展到晚期胃癌的病例。

关键词   早期胃癌   黏膜下癌   晚期胃癌   自然病史   高龄者

[1] 大阪国际がんセンター消化管内科   〒541–8567 大阪市中央区大手前 3 丁目 1-69
E–mail：iwagamidesuta@yahoo.co.jp

前言

近年来，早期胃癌的发现数量在增加，施行内镜黏膜下剥离术（endoscopic submucosal dissection，ESD）的机会也在增加。由于早期胃癌随着时间的推移会进展到晚期胃癌，是致命性的，因此一经发现就要进行治疗。但是，有时会有难以判断早期胃癌是否应该治疗的情况，了解早期胃癌的自然病史在实际临床中是有帮助的。例如，在判断是否对高龄患者、有严重合并疾病的患者、合并有其他脏器癌的患者进行治疗时，可以根据早期胃癌在不接受治疗而置之不理的情况下预计的临床过程来决定治疗适应证。但是，现实情况是关于早期胃癌，特别是关于黏膜内癌自然病史的报道很少。本次由于笔者等经治了1例高龄者早期胃癌进展至晚期胃癌的病例，故结合文献分析做了报道。

病例

患　者：80多岁，男性。

主　诉：右季肋部痛。

既往史：腰椎间盘突出，前列腺肥大，心房颤动。

内服史：盐酸吡西卡尼、格列苯脲、阿司

表1 血液检查结果

WBC	$4.1 \times 10^3/\mu L$	γGTP	16 IU/L
RBC	$305 \times 10^4/\mu L$	T-Bil	0.8 mg/dL
Hb	10.8 g/dL	BUN	24 mg/dL
Ht	31.1%	CRE	1.40 mg/dL
PLT	$28.2 \times 10^4/\mu L$	Na	131 mEq/L
TP	6.0 g/dL	K	5.0 mEq/L
ALB	4.0 g/dL	Cl	98 mEq/L
ALP	237 IU/L	CRP	1.83 mg/dL
AST	21 IU/L	CEA	3.3 ng/mL
ALT	13 IU/L	CA19-9	5 U/mL
LDH	207 IU/L		

匹林、来那度胺水合物、地塞米松。

现病史：×年×月开始右季肋部疼痛，在附近医院的整形外科就诊时，MRI显示右侧第5、6肋骨疑似有骨肿瘤。正电子成像计算机断层扫描（positron emission tomography with computed tomography，PET-CT）检查、肿瘤标志物检查未见提示原发灶的表现；由于尿免疫电泳检查本周蛋白（Bence-Jones protein，BJP）-λ型呈阳性，介绍到血液内科就诊。通过骨髓穿刺发现浆细胞增加，同时见有贫血和肾功能降低，被诊断为多发性骨髓瘤。为了进行筛查性上消化道内镜检查（esophagogastroduodenoscopy，EGD），被介绍到本科室就诊。

一般检查：身高166 cm，体重66 kg，血压128/70 mmHg，脉搏80次/min，体温36.8℃。呼吸音清晰。腹部平坦、柔软、无压痛。

血液检查 贫血、肾功能不全、低钠血症（**表1**）。

EGD 在胃体部黏膜见有开放型（open type）的萎缩性胃炎。在胃体下部小弯侧见有30 mm大小的凹陷性病变（**图1a**）。在窄带成像（narrow band imaging，NBI）放大观察中，

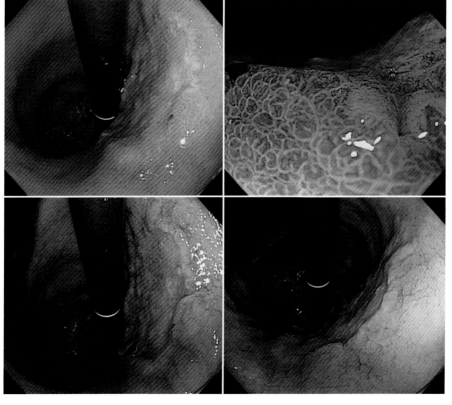

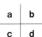

图1 初次的EGD像。
a 常规内镜像。在胃体下部小弯侧见有30mm大小的凹陷性病变。
b NBI放大像。见有表面微结构消失，微血管结构像不规则。
c,d 靛胭脂染色像。边缘呈SMT样隆起，即使通过送气使胃壁过度伸展仍残存隆起，因此认为台状上举表现呈阳性。

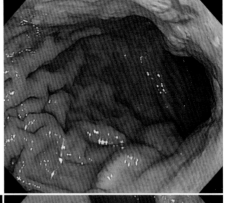

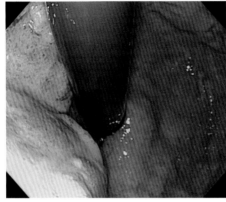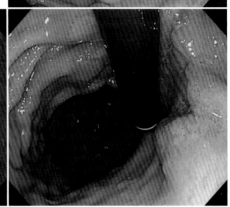

图2 12个月后的常规内镜像。
a 病变增大到50mm左右，肿瘤在口侧进展到贲门部，侧向跨越胃体中部小弯进展到前后壁。
b,c 凹陷变得更深，边缘的SMT样隆起也变得更加明显。

见有表面微结构的消失和微血管结构像不规则（**图1b**），诊断为胃癌。前壁侧的边缘呈黏膜下肿瘤（submucosal tumor，SMT）样隆起，即使通过送气使胃壁过度伸展仍残存隆起，台状伸展表现为阳性（**图1c,d**），浸润深度诊断为cT1b。

活检病理诊断 tub2，adenocarcinoma，Group 5。

临床经过 采取优先治疗多发性骨髓瘤，对胃癌暂不治疗而进行随访观察的方案。

12个月后，病变增大至 50 mm 左右，肿瘤在口侧进展至贲门部，且侧向跨越胃体中部小弯进展至前后壁（**图2a**）。另外，凹陷变得更深，边缘的 SMT 样隆起也更加明显（**图2b，c**），为不能否定会有肌层浸润的表现。

16个月后，病变进一步增大至 80 mm 左右，在长轴方向从贲门部进展至胃角部。凹陷及边缘隆起的厚度也比第一次和第二次检查时变得更厚（**图3**），因此浸润深度诊断为深于cT2。

讨论

由于本病例合并有其他疾病，可以通过内镜观察在无治疗的情况下从早期胃癌向晚期胃癌的进展。虽然初次检查的内镜表现是早期胃癌，但在 16 个月后进展为晚期胃癌。胃癌从最初的癌细胞发生到患者死亡需要 10～30 年的漫长岁月，临床上只不过能观察到这一过程的1/3 而已。但是，胃癌的发育进展因病例的不同而呈多样性，现在还有很多不清楚的地方。

笔者等在 2018 年报道了关于早期胃癌的自然病史。在该报道中，根据内镜表现将 21 例早期胃癌分为黏膜内癌 18 例和黏膜下癌 3 例，回顾性地研究了它们各自的自然病史。在随访观察中，将水平方向增大 20% 以上的病变定义为侧向进展，将黏膜内癌向黏膜下癌浸润，或者

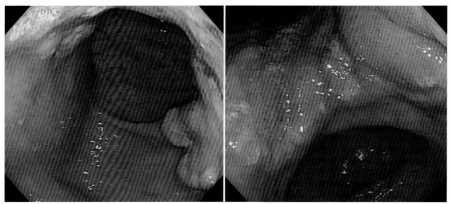

a | b

图3 16个月后的常规内镜像。病变增大到80 mm左右，从贲门部进展到了胃角部。凹陷及边缘隆起的厚度也比第1次、第2次的检查时变得更加明显。

黏膜下癌向晚期胃癌浸润的病变定义为深部浸润。在随访观察期的中位数（范围）23（13～110）个月内，18例黏膜内癌中有6例为侧向进展，仅1例为深部浸润。另一方面，3例黏膜下癌全部为侧向进展，2例为深部浸润。黏膜内癌的1年后和3年后的累计侧向进展率分别为6%和31%，累计深部浸润率分别为0和6%。黏膜下癌的1年后和3年后的累计侧向进展率均为100%，累计深部浸润率分别为33%和100%。以上结果提示，尽管黏膜下癌多数会在数年内发展到深部浸润，但黏膜内癌多数至少在3年内停留于黏膜内。

关于早期胃癌的自然病史和向晚期胃癌发展的形态变化的报道此前也有若干篇。病变的大小与深部浸润的比例成正比，病变越大则深部浸润病变的比例就越高。有文献报道，虽然小的早期胃癌的进展速度较慢，但当病变增大并浸润肌层时，多数会在短期内迅速进展。关于肿瘤直径方面，中村等分类为胃癌的发育在2 mm以下的极微小癌期，3～5 mm的微小癌期，2 cm以下的小癌期，2 cm以上的成癌期。作为发育速度，进展至5 mm的微小癌，从癌的发生开始需要9个月左右；进展至2 cm的小癌，从癌的发生开始需要3年左右；进展至4 cm的成癌，从癌的发生开始需要4～5年。根据过去的报道，推测从黏膜内癌进展至黏膜下癌需

要7年左右，从黏膜下癌进展至晚期胃癌需要2～3年。另外，根据津熊等的研究，61例早期胃癌中，在6～137个月的观察期内，38例进展到晚期胃癌，23例停留在早期胃癌阶段。50%的早期胃癌在第44个月前进展为晚期胃癌，80%在第81个月前进展为晚期胃癌，第5年的累计进展率为64.7%。据报道，早期胃癌的病程一般较长，但进展为晚期胃癌的比例在逐渐增加。但是，在该报道中没有区分黏膜内癌和黏膜下癌。本病例在诊断时为黏膜下癌，在1年零4个月后发展为晚期胃癌的临床经过与既往报道一致。

关于影响早期胃癌进展的因素，至今已有一些报道。津熊等就性别、年龄、肉眼分型、溃疡的有无、组织分型进行了研究，发现男性与女性相比、75岁以上与75岁以下相比、Ⅱc型伴有溃疡的与Ⅱc型不伴有溃疡的和隆起型的相比、低分化/未分化型癌与中分化/高分化型癌相比，尽管未见显著性差异，但呈进展速度快的趋势。另外，长滨等也就性别、年龄、发生部位、肿瘤直径、肉眼分型进行了研究，但无论哪种因素在进展速度上均无显著性差异。关于组织分型方面，虽然分化型癌与未分化型癌相比无显著性差异，但有进展较慢的趋势。还有，超高分化型腺癌与高分化/中分化型腺癌以及低分化腺癌/印戒细胞癌相比进展明显

缓慢。

结语

　　本文展示了 1 例从早期胃癌进展至晚期胃癌的高龄患者病例，并结合关于早期胃癌的自然病史的文献进行了报道。所有文献都是回顾性观察研究，是存在选择偏倚的数据。虽然黏膜下癌的进展快，但黏膜内癌往往至少有 3 年时间停留于黏膜内。在难以判断是否应该治疗早期胃癌的情况下，希望这些自然病史能够有助于决定治疗方针。

参考文献

[1]Fujisaki J, Nakajima T, Hirasawa T, et al. Natural history of gastric cancer—a case followed up for eight years: early to advanced gastric cancer. Clin J Gastroenterol　5: 351–354, 2012.

[2]Iwai T, Yoshida M, Ono H, et al. Natural history of early gastric cancer: a case report and literature review. J Gastric Cancer 17: 88–92, 2017.

[3]Fujita S. Biology of early gastric carcinoma. Pathol Res Pract 163: 297–309, 1978.

[4]長浜孝，松井敏幸，槙信一朗，他．内視鏡的経過例からみた早期胃癌の深達度と時間的推移—特にM癌からSM癌への発育進展速度に関与する遅速因子について．胃と腸　43: 1735–1751, 2008.

[5]Iwagami H, Ishihara R, Nakagawa K, et al. Natural history of early gastric cancer: series of 21 cases. Endosc Int Open　7: E43–48, 2019.

[6]中村恭一，芦沢真六，高田洋，他．胃癌の大きさと時間との関係—いわゆる胃癌の成長曲線．胃と腸　13: 89–93, 1978.

[7]中村恭一．胃癌の自然史—"胃癌の一生"．胃と腸 27: 11–15, 1992.

[8]津熊秀明，井岡亜希子，飯石浩康，他．早期胃癌の自然史に関する前向き研究—胃癌診療への考察．胃と腸 43: 1777–1783, 2008.

Summary

Early Gastric Cancer Progressed to Advanced Cancer in an Elderly Patient, Report of a Case

Hiroyoshi Iwagami[1], Noriya Uedo,
Ayaka Shoji, Muneaki Miyake,
Katsunori Matsueda, Takahiro Inoue,
Kotaro Waki, Hiromu Fukuda,
Satoki Shichijo, Akira Maekawa,
Takashi Kanesaka, Sachiko Yamamoto,
Yoji Takeuchi, Koji Higashino,
Tomoki Michida, Ryu Ishihara

We report the case of a man in his 80s, with early gastric cancer that progressed to advanced gastric cancer within 16 months. Initially, magnetic resonance imaging revealed multiple bone tumors in his right fifth and sixth ribs. Following a bone marrow puncture, he was diagnosed with multiple myeloma. Esophagogastroduodenoscopy revealed a 30–mm depressed–type early gastric cancer at the lesser curvature of the lower gastric body. A biopsy specimen revealed a moderately differentiated tubular adenocarcinoma. Furthermore, the lesion was positive for the non–extension sign ; therefore, the invasion depth was diagnosed as cT1b. The treatment of multiple myeloma was prioritized, and the early gastric cancer was monitored without treatment. Twelve months later, the lesion was found to be 50mm in size, and at 16 months from the initial biopsy, the lesion was found to be 80mm in size, extending from the cardia to the angulus. The lesion had thickened, had a round wall, and was diagnosed as cT2 or deeper.

[1]Department of Gastrointestinal Oncology, Osaka International Cancer Institute, Osaka, Japan.

超高龄早期胃癌患者无治疗随访观察1例

大津 健圣 [1]

八尾 建史 [2]

长浜 孝 [3]

久部 高司 [1]

村石 纯一 [2]

今村 健太郎

金光 高雄

宫冈 正喜

植木 敏晴 [1]

田边 宽 [4]

二村 聪

岩下 明德

摘要●患者是一位97岁的女性。在上消化道内镜检查（EGD）中指出在胃贲门正下方小弯处有约10 mm大小的0-Ⅰ型早期胃癌。根据活检组织病理学诊断，是怀疑为胃型低度异型分化型癌的表现。因为是有认知障碍病史的超高龄者，所以采取了无治疗随访观察的方针。此后，不定期地施行EGD，动态地观察病变的进展。到发病后100个月为止，内镜下为黏膜内癌的表现；在发病107个月后，见有SM浸润癌的表现；在发病115个月后，EGD显示为晚期癌；在通过EGD发现癌的123个月后，患者因衰老而死亡。虽然从发现时算起，在100个月的时间内停留于黏膜内癌阶段，但在呈SM浸润的表现后，在较短的时间内就进展到呈晚期癌的表现。本文报道了1例超高龄早期胃癌病例，在未施行治疗的情况下，长期观察了包括病变和患者的预后在内的整个过程。

■ 关键词 ■ 超高龄者　早期胃癌　自然病史　低度异型癌

[1] 福冈大学筑紫病院消化器内科　〒818-8502 筑紫野市俗明院1丁目1-1
　　E-mail：k.ohtsu0120@gmail.com
[2] 同　内视镜部
[3] 長浜クリニック
[4] 福冈大学筑紫病院病理部・病理诊断科

前言

　　关于早期胃癌病例的发育和进展，本系列丛书曾经做了专题报道，大家有了一定的了解。即一般认为早期胃癌的发育是缓慢的，从黏膜内癌进展到晚期癌的时间比较长。但是，随着时间的推移会引起怎样的形态变化？关于详细研究超高龄者的长期临床经过的病例报道很少。笔者等经治了1例动态地进行内镜观察，经过很长时间进展到晚期癌的超高龄早期胃癌病例。在本文中展示本病例的影像，分析早期胃癌的发育和进展过程并加以报道。

病例

　　患　者：97岁，女性。

　　主　诉：剑突下不适感。

　　既往史：慢性心力衰竭、痴呆症、骨质疏松症。

　　家族史：无特殊。

　　现病史：既往体健，曾对上述疾病进行过口服药物治疗。日常独立生活，进食和排泄也能自理，但患有轻度痴呆症。200×年4月以剑突下不适感为主诉到附近医院就诊。当施行以病因检查为目的的上消化道内镜检查

（esophagogastroduodenoscopy，EGD）检查时，发现在胃贲门部小弯处有 10 mm 大小的发红隆起性病变，于是转诊到本院就诊。

体征：无应特别记录的异常表现。

血液检查结果：无应特别记录的异常表现。未施行幽门螺杆菌（Helicobacter pylori）检查。

EGD 表现（200× 年 4 月） 背景黏膜呈木村 – 竹本分类的 O–2 程度的高度萎缩性胃炎。在胃贲门部小弯处见有发红的隆起性病变（**图1**）。肿瘤直径约 10 mm，诊断为 0– I 型早期胃癌。未见明显的伸展不良征象，判断浸润深度在黏膜内。从该部取材施行了活检。

活检组织病理学表现 在活检组织（**图2**）中，黏膜内有异型腺管密集增殖，表层附着有炎性渗出物。构成异型腺管的上皮细胞具有丰富的细胞质和圆形 ~ 卵圆形核，类似于小凹上皮。核虽然为小型，但核排列的极性混乱，并且核密度均一。根据以上表现，怀疑是胃型的低异型度分化型癌。

诊断后的经过 根据以上表现，诊断为局限于胃贲门部黏膜内的 0– I 型早期胃癌。当时患者年龄为 97 岁，属于超高龄者，并患有痴呆症。与患者家属协商的结果，采取对早期胃癌不进行治疗而随访观察的方针。此后，在患者感觉剑突下疼痛或腹部不适感时，

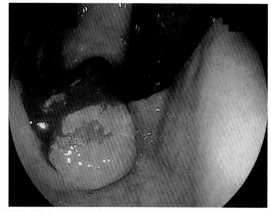

图1 在胃贲门部小弯处见有10 mm大小的发红隆起。不伴有明显的伸展不良征象，认为是0– I 型的黏膜内癌。

不定期地施行 EGD，进行随访观察。在发病后 46 个月（**图3a**）、67 个月（**图3b**）、73 个月（**图3c**）、79 个月（**图3d**）、85 个月（**图3e**）、93 个月（**图3f**）、100 个月（**图3g**）、107 个月（**图3h**）、115 个月（**图3i**）、121 个月（**图3j**）施行了内镜检查。根据发病后 100 个月之前的内镜表现诊断为黏膜内癌。在发病后 107 个月时见有疑为 SM 浸润的表现，在 115 个月时进展为晚期癌的表现。在 200× +10 年的 7 月，距最终检查 2 个月后，即距诊断时 123 个月，患者在 108 岁时因衰老而非胃癌为直接死因而去世。

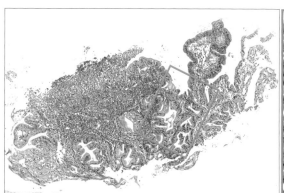
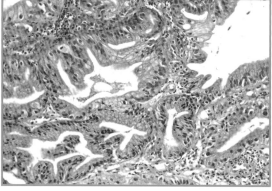

a | b　**图2** 活检组织像（HE染色）。在表层部，在伴有糜烂的黏膜组织中见有异型腺管的增殖灶（**a**）。当增大放大倍率观察时，该异型腺管是由具有丰富细胞质和卵圆形核的，类似于小凹上皮细胞的异型上皮细胞构成的（**b**是**a**的绿框部放大像）。这些异型上皮细胞的核排列极性紊乱，怀疑是低度异型分化型癌（胃型）。

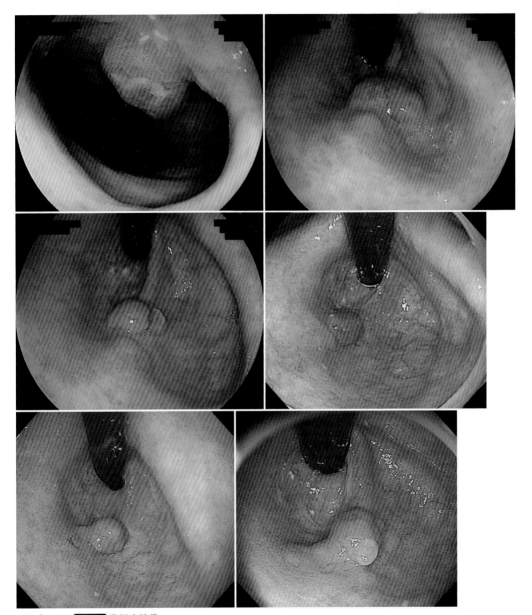

a	b
c	d
e	f

图3 常规内镜像。

a 发现46个月后的表现。肿瘤大小虽然未见变化，但呈上皮下浸润的表现，也为不能排除SM浸润的表现。

b 发现67个月后的表现。肿瘤大小虽然未见变化，但在肛侧见有伴一定厚度的区域。也考虑有可能为SM浸润。

c 发现73个月后的表现。肿瘤的形态上未见变化。伸展性良好，诊断为黏膜内癌。

d 发现79个月后的表现。和上次检查一样，未见形态变化。诊断为黏膜内癌。

e 发现85个月后的表现。和上次的表现几乎无变化。诊断为黏膜内癌。

f 发现93个月后的表现。肿瘤进展到肿瘤基部，认为有增大的趋势。但是，伸展性良好，诊断为黏膜内癌。

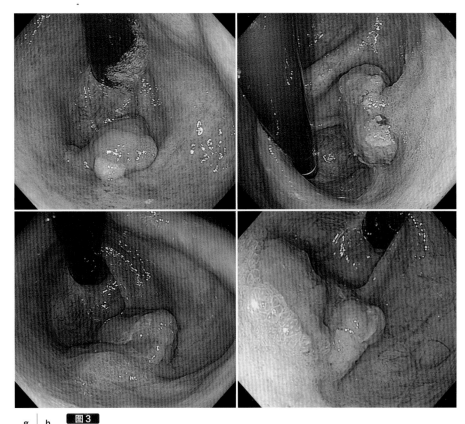

g	h
i	j

图3

g 发现100个月后的表现。与上次检查相比，肿瘤大小有进一步增大的趋势。但是，不伴有明显的台状上举表现，诊断为黏膜内癌。

h 发现107个月后的表现。肿瘤明显地引起形态变化，诊断为浸润于SM深部。

i 发现115个月后的表现。肿瘤的中心凹陷，边缘变化为环堤样形态。诊断为从SM深部浸润引起了MP浸润。

j 发现121个月后的表现。变化为2型晚期癌的形态。

讨论

2019年发表的日本人平均寿命是男性81.25岁，女性87.32岁。随着近年来的老龄化，被诊断为早期胃癌的高龄者在增加。80岁的平均剩余寿命男性为9.06岁，女性为11.91岁，有必要在考虑平均剩余寿命的同时选择治疗方案。

在关于对高龄者施行胃内镜黏膜下剥离术（endoscopic submucosal dissection，ESD）的治疗效果的Meta分析中，80岁以上的高龄者和不到80岁的非高龄者的治疗并发症，尽管术后肺炎在高龄者明显发生率高（比值比为2.18，$P < 0.01$），但术后出血和消化道穿孔在两组间无显著性差异。另外，作为对85岁以上的高龄早期胃癌病例的治疗结果，Sekiguchi等报道，在预后营养指数（prognostic nutrition index，PNI）44.6以上的病例，5年生存率显著性增高。Yoshifuku等报道，以有无合并疾病为指标研究了死亡率，结果无合并疾病的病例与有合并疾病的病例相比，观察期间内的死亡率较低。在这两篇报道中提出，虽然在随访中未发现引起胃癌死亡的病例，ESD是具有安全性和有效性的治疗，但也有必要根据并存疾病的存在和营

养状况来考虑治疗的必要性。即使根据这些报道病例来分析，也认为胃 ESD 不管对多大年龄的患者都是有用的。但是，笔者认为对于有并存疾病的病例和全身状态不良的病例，无治疗随访观察的治疗方针也可以作为选项之一。

关于早期胃癌的发育进展，松井等通过多中心的问卷调查，推测出属于 ESD 适应证的肿瘤停留于黏膜内的时间。推测 M 癌累积而无进展的时间，在 50% 点需要 91 个月［95% 可信区间（confidence interval，CI）57 ~ 113 个月］左右。同样，长滨等分析了其所经治的病例，计算出从 M 癌到 SM 癌的累积非进展率需要 85 个月才能进展 50%，从 SM 癌到晚期癌的累积非进展率需要 31 个月才能进展 50%。不管在哪篇报道中，都认为肿瘤停留于黏膜内的时间比较长，M 癌的进展速度比较缓慢。推测通过内镜如果能诊断为黏膜内癌，那么在一定时期内引起胃癌死亡的可能性很低。

关于胃癌浸润深度进展的主要因素，三轮等认为早期胃癌的 0-Ⅱa 型和 0-Ⅱc 型（ul+）进展缓慢。但是，在近年来的报道中，关于对 0-Ⅱc 型（ul+）病例进展的影响，并没有指出明显的趋势。这或许是由于抗酸药和幽门螺杆菌除菌疗法所引起的宿主因素的变化，导致伴有严重皱襞集中的恶性循环（malignant cycle）的病例减少。有可能与 M 癌期的其他因素有关。渡边等报道，胃癌的发育进展在微小胃癌的时期就已被确定，高度异型微小癌与低异型度微小癌相比细胞增殖能力强，黏膜下浸润能力也强。其中，在胃小凹上皮型微小癌和印戒细胞型微小癌，越小的癌低度异型越多。海崎等就低异型度分化型胃癌的自然病史进行了报道，发现低度异型分化型胃癌在黏膜内病变时期发育非常缓慢，当肿瘤直径达到 3 cm 左右时发生高度异型癌成分，开始黏膜下浸润。另外，海崎等报道，就呈胃型表型的低异型度分化型胃癌的恶性度进行了研究，虽然黏膜内癌期间缺乏浸润趋势，发育也缓慢，但一旦浸润至深于黏膜下层时则具有不亚于普通型胃癌

的异型度。虽然一般认为在低度异型分化型胃癌病例，肿瘤停留于黏膜内的时间相对较长，但在引起黏膜下浸润时，其与普通型胃癌同样进展。

本病例是在 97 岁时被诊断的胃型低异型度分化型胃癌，既往有老年痴呆和心力衰竭病史。因此，虽然在诊断时考虑到患者大概会在发生胃癌死亡之前因其他原因死亡，但却是超过预期的长寿病例。当重新审视内镜表现时，是在经过 100 个月后才引起肿瘤的明显形态变化。在发病的 107 个月引起 SM 深部浸润。随着时间的推移，肿瘤不断增大，在发病 115 个月的时候进展为晚期癌。由于本病例是胃型的低异型度分化型癌，认为与普通型的分化型癌相比有可能发育进展比较缓慢。虽然停留于黏膜内癌的时间超过了 100 个月，但以向黏膜下的浸润为契机，肿瘤形态发生了变化，进展为晚期癌。从可以观察胃型的低度异型分化型癌的长期经过这一点来看，认为是一个宝贵的病例。

与本病例一样，近年来有对超高龄者胃黏膜内癌病例进行随访观察的报道。Fujisaki 等报道了 1 例 89 岁男性胃体上部前壁 20 mm 大小的 0-Ⅱc 型（高分化 ~ 中分化腺癌 well to moderately differentiated adenocarcinoma）病变的长期随访观察。在诊断 3 年后为 SM 浸润癌。此后肿瘤呈增大趋势，在 8 年后为怀疑 SS ~ SE 浸润的晚期癌，但因心脏病而非胃癌为直接死因去世。Iwai 等报道了 1 例 85 岁女性胃前庭部小弯 6 mm 大小的 0-Ⅱa 型（高分化管状腺癌 well differentiated tubular adenocarcinoma）病变的随访观察。该病例通过内镜被诊断为黏膜内癌。在诊断后 3 年引起 SM 浸润，在 5 年后进展为晚期癌。在诊断 6.4 年后因肿瘤出血而去世。像这些病例一样，在选择无治疗随访观察作为治疗方针的情况下，认为有必要事先充分考虑伴随肿瘤存在的并发症和引起胃癌死亡的可能性，但也有很多不以胃癌为直接死因的病例。

结语

笔者等经治了 1 例超高龄者胃型低度异型分化型黏膜内癌病例，被认为是病变发育进展比较缓慢的病例。从通过内镜可以观察病变随时间的形态变化这一点来看，被认为是一个宝贵的病例。今后，随着老龄化的进一步加剧，可以想到在高龄者中诊断出早期胃癌的病例将会增加。ESD 是与年龄无关、可安全施行的治疗方法。但是，对于因合并疾病和全身状态不佳而发生治疗并发症风险高的早期胃癌病例，笔者认为有必要在详细分析各种合并疾病和全身状态的同时决定治疗方针。今后，希望确立对于超高龄早期胃癌病例的、包括合并疾病和全身状态在内的治疗方针。

参考文献

[1]松井敏幸，長浜孝，長南明道，他．早期胃癌の発育速度—内視鏡遡及例の全国集計．胃と腸 43: 1798-1809, 2008.

[2]長浜孝，松井敏幸，槙信一朗，他．内視鏡の経過例からみた早期胃癌の深達度と時間的推移—特にM癌からSM癌への発育進展速度に関する遅速因子について．胃と腸 43: 1735-1751, 2008.

[3]津熊秀明，井岡亜希子，飯石浩康，他．早期胃癌の自然史に関する前向き研究—胃癌診療への考察．胃と腸 43: 1777-1783, 2008.

[4]萩原武，今村哲理，中野渡正行，他．内視鏡経過例における胃癌発育の遡及的検討—肉眼型からみて．胃と腸 43: 1723-1733, 2008.

[5]厚生労働省．平成30年簡易生命表の概況 結果の概要 1 主な年齢の平均余命．https://www.mhlw.go.jp/toukei/saikin/hw/life/life18/dl/life18-02.pdf（2020年9月4日アクセス）．

[6]Lin JP, Zhang YP, Xue M, et al. Endoscopic submucosal dissection for early gastric cancer in elderly patients: a meta-analysis. World J Surg Oncol 13: 293, 2015.

[7]Sekiguchi M, Oda I, Suzuki H, et al. Clinical outcomes and prognostic factors in gastric cancer patients aged ≧85 years undergoing endoscopic submucosal dissection. Gastrointest Endosc 85: 963-972, 2017.

[8]Yoshifuku Y, Oka S, Tanaka S, et al. Long-term prognosis after endoscopic submucosal dissection for early gastric cancer in super-elderly patients. Surg Endosc 30: 4321-4329, 2016.

[9]三輪洋人，浜田勉．胃癌の発育に関するRetrospective Study. Gastroenterol Endosc 31: 813-820, 1989.

[10]渡辺英伸，加藤法導，渕上忠彦，他．微小胃癌からみた胃癌の発育経過—病理形態学的解析．胃と腸 27: 59-67, 1992.

[11]海崎泰治，細川治，宮永太門，他．低異型度分化型胃癌の自然史．胃と腸 45: 1182-1191, 2010.

[12]海崎泰治，青柳裕之，波左谷兼慶，他．胃型形質の低異型度分化型胃癌の悪性度．胃と腸 53: 61-68, 2018.

[13]Fujisaki J, Nakajima T, Hirasawa T, et al. Natural history of gastric cancer-a case followed up for eight years: early to advanced gastric cancer. Clin J Gastroenterol 5: 351-354, 2012.

[14]Iwai T, Yoshida M, Ono H, et al. Natural history of early gastric cancer: a case report and literature review. J Gastric Cancer 17: 88-92, 2017.

Summary

An Elderly Patient with Early Gastric Cancer Who was Followed-up without Treatment

Kensei Ohtsu[1], Kenshi Yao[2],
Takashi Nagahama[3], Takashi Hisabe[1],
Junichi Muraishi[2], Kentaro Imamura,
Takao Kanemitsu, Masaki Miyaoka,
Toshiharu Ueki[1], Hiroshi Tanabe[4],
Satoshi Nimura, Akinori Iwashita

The patient was a 97-year-old woman whose upper gastrointestinal tract endoscopy revealed type 0-I early gastric cancer lesion, ~ 10mm in diameter, on the lesser curvature below the cardia. Biopsy and pathology findings were suggestive of a low-grade differentiated carcinoma. Given that she was an elderly woman with a history of dementia, follow-up was performed without treatment. Upper gastrointestinal tract endoscopy was occasionally conducted to observe the lesion over time. This endoscopy revealed intramucosal carcinoma, SM invasive carcinoma, and advanced cancer at 100 months, 107 months, and 115 months, respectively, after the onset of gastric cancer. The patient died 123 months after the onset of cancer. The follow-up findings based on endoscopy were intramucosal carcinoma within 100 months after the detection of gastric cancer; however, progression from SM invasive carcinoma to advanced cancer occurred over a relatively short period. Here, we reported the progression of the tumor and the prognosis of an elderly patient with early gastric cancer who was followed up without treatment for long.

[1]Department of Gastroenterology, Fukuoka University Chikushi Hospital, Chikushino, Japan.

[2]Department of Endoscopy, Fukuoka University Chikushi Hospital, Chikushino, Japan.

[3]Nagahama Clinic, Fukuoka, Japan.

[4]Department of Pathology, Fukuoka University Chikushi Hospital, Chikushino, Japan.

预防抗血栓药服用者术后出血的方法
——内镜下手工缝合法

后藤 修[1]   小泉 英里子   樋口 和寿

恩田 毅   大森 顺   贝濑 满

岩切 胜彦

[1] 日本医科大学付属病院消化器·肝臓内科
〒113–8603 東京都文京区千駄木 1 丁目 1–5
E–mail：o–goto@nms.ac.jp

关键词　内镜下手工缝合法　内镜黏膜下剥离术　术后出血　抗血栓药　高龄者

前言

　　针对早期胃癌的内镜黏膜下剥离术（endoscopic submucosal dissection，ESD），因其低侵袭性，被认为是对于手术耐受能力低的高龄者也能够适用的手术技术。但是，服用抗血栓药是作为主要的偶发性并发症被列举出来的术后出血的危险因素之一，在服用抗血栓药概率高的高龄者是应该特别注意的问题。另一方面，也不能忽视因停用抗血栓药物而导致血栓栓塞性疾病的风险，轻易地停用抗血栓药物有可能成为极严重的并发症的诱因。因此，对于服用抗血栓药物者的胃ESD，理想的方法是通过继续服用抗血栓药物，在尽可能避免血栓栓塞性疾病风险的同时，尽量降低术后出血的风险。

胃ESD后黏膜缺损处的闭合方法

　　在 ESD 出现后的较早期，人们便开始进行在内镜下闭合黏膜缺损处的尝试，通过避免病变切除部位的黏膜缺损处暴露于食物和胃酸，以达到预防胃 ESD 术后出血的目的。虽然报道有内镜用吻合夹、OTSC（over–the–scope clip）

吻合夹、留置圈套器（snare）+ 吻合夹法等各种各样的方法，但由于胃的黏膜厚而管腔面积大，因此将吻合夹固定于黏膜缺损处的边缘在技术上是很困难的，而且即使成功地进行了闭合，也常常因胃的蠕动在几天后吻合夹就脱落了，用固定强度低的方法来维持闭合是极为困难的。另一方面，以对消化道穿孔部位进行全层缝合为目的而在美国被开发的软性内镜用自动缝合器 OverStitch ™（Apollo Endosurgery 公司制）是一种简便且可以施行高强度缝合的设备，据报道其对胃 ESD 后的黏膜缺损处闭合也很有用。

内镜下手工缝合法（EHS）

1. 开发的经过

　　笔者等考虑，是否通过利用外科用缝合线连续缝合胃 ESD 后黏膜缺损处的边缘黏膜可以实现牢固的闭合，从而开发出内镜下手工缝合法（endoscopic hand–suturing，EHS）。通过机上实验证明，通过使用不需要结扎的、带有防折返瓣的缝合线（V–Loc180TM，Covidien 公司制）以及具有牢固抓持力和良好旋转顺应

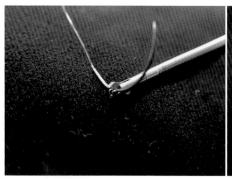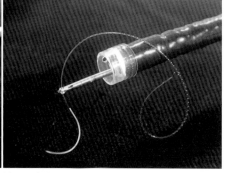

a | b

图1 内镜用软性持针器和带防折返瓣的缝合线。

a 用软性持针器夹住缝合针的状态。钳部单侧打开，通过握住带棘轮（ratchet）的握柄，钳部闭合，针被垂直地夹住。

b 预先将针穿过缝合线尾部的环，制成大的环。向体内插入时，夹住距离针尾部5 mm左右的线部（不直接夹住针）。通过外套管（overtube）以后通过咽部，在适当送气的同时小心地将缝合线插入胃内。

性的内镜用软性持针器（Olympus 公司制，**图1a**），可以在内镜下于管腔内自如地操控缝合线，进行牢固而可靠的黏膜闭合。之后，经过用活体猪进行动物实验，并通过少数病例的探索性临床试验，显示出该方法的可行性和安全性。

2. 内镜下手工缝合法的步骤

下面介绍对胃 ESD 后黏膜缺损处的 EHS 的步骤。

（1）缝合线的插入

事先将针穿过缝合线尾部的小环，制作出 1 个大的线环。将持针器穿过内镜的钳孔，在距离针尾部的约 5mm 夹住针尾部的线（**图1b**）。通过套管小心地将缝合线经口插入，插入到胃内。经过几次倒手，确认整个缝合线完全进入到胃内。

（2）连续缝合

用持针器夹住针尾侧的 1/3 ~ 1/2 部分。利用胃壁的弯曲处，使针尖相对于持针器像竖起一样垂直抓持住。确认针尖向所要的方向旋转，从黏膜缺损处远端的边缘开始缝合（**图2a ~ c**）。从边缘外侧的 8 mm 左右刺入，通过旋转操作及角度操作以针尖沿着黏膜下层深部前行的感觉进针，使针尖伸出到黏膜缺损处内侧。暂时先把针放开，夹住针的前端拔出。再次用

持针器夹住针的体部，刺入到另一侧黏膜边缘的黏膜下层深部，进行旋转操作和角度操作，使针尖伸出到 8 mm 左右外侧。松开对针体部的抓持，夹住针的前端后将针拔出。

在第一针结束后，将针穿入事先制作好的线尾部的环中，将线留置。之后以与第一针相同的方向反复刺入、穿出进行连续缝合。另外，在使用双通道内镜的情况下，当用从另一个钳孔中伸出的橡皮障夹钳进行针的倒手操作时，就可以实现更快的缝合（**图2d**）。

（3）针的回收

确认黏膜缺损处被完全闭合，最后以从近端返回到远端的形式追加 1 针锁定。将线留下 5 mm 左右，用剪刀钳剪断剩余部分（**图2e ~ h**）。用持针器夹住针尾部附近的线，一边观察针一边小心地连内镜一起拔出回收。

3. EHS的效果

笔者等在 2012 年的机上实验中首次施行了 EHS，显示在内镜下可以缝合胃黏膜。接着利用活体猪进行了生存实验，继续证明了 EHS 在技术上是可行的，但 1 周后的闭合维持率为 0。考虑到至少可以确认在活体上的安全性，以及活体猪不适合作为 EHS 评估模型的可能性，从自 2015 年开始对 8 例患者施行了探索性临床研

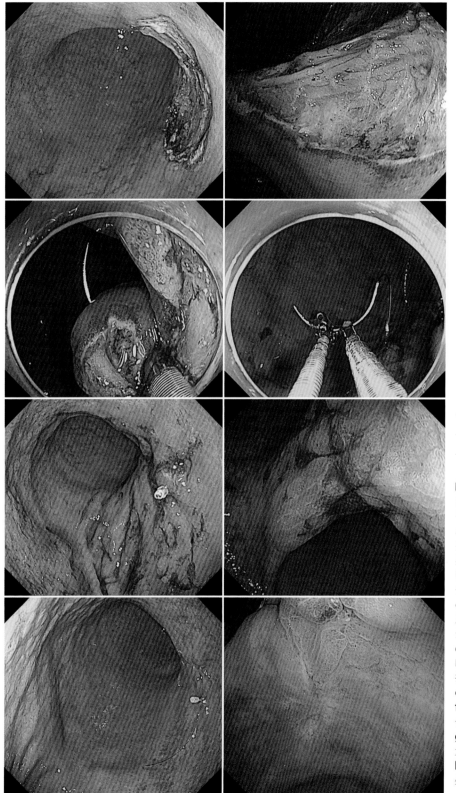

a	b
c	d
e	f
g	h

图2 对于胃ESD后黏膜缺损处的内镜下手工缝合法。

a 对胃体下部后壁病变的ESD后黏膜缺损处。

b 黏膜缺损处一直延伸到胃角后面。

c 沿顺时针方向从黏膜缺损处远端的边缘开始缝合。

d 在使用双通道内镜时,可以用另一把夹持钳辅助缝合。

e 缝合结束后。

f 可以跨越胃角部闭合。

g 术后第二个月。胃无变形,已经愈合。

h 胃角后面的缝合处。

究。尽管在临床上也能完成 EHS，但前 4 例在 1 周后缝合处全部开裂。因此，在后 4 例中注意确保较长的吻合距离（平均 7.6 mm），结果所有病例在 1 周后和 4 周后均维持着闭合状态。

在能够掌握一定程度的缝合要领后，从 2017 年开始进行单中心临床研究，探讨 EHS 对服用抗血栓药者的胃 ESD 术后出血的预防效果。截止到 2020 年 6 月的现在，已结束病例的积累，正在分析结果。同时，为了研究 EHS 的有效性（availability），从 2018 年开始实施多中心研究，在 3 个中心共计施行了 30 例 EHS，完成率为 97%，术后第 3 天的闭合维持率为 83%。

目前正在计划开展一项多中心临床研究，以探讨 EHS 对于服用抗血栓药者的胃 ESD 术后出血的预防效果。对于被认为继续服用抗血栓药物所致的术后出血风险高且停止服用抗血栓药所致的血栓栓塞性疾病风险高的病例，希望通过继续服用抗血栓药物降低术后出血率来证明 EHS 的临床有效性。

EHS 的局限性有以下几点：①贲门部或幽门部附近的病变很难接近，而且有引起狭窄的风险；②在黏膜缺损处面积大的情况下，闭合后胃的变形很明显，开裂的可能性也大。因此，笔者认为位于可以方便操作持针器部位的 3~4cm 的黏膜缺损部位适合本技术。

结语

胃 ESD 后黏膜缺损处的可靠的缝合闭合，作为既能切实降低术后出血的风险，又不增加血栓栓塞性疾病风险的方法而备受关注。笔者期待着关于 EHS 有效性的快速的证据积累和技术的普及。

参考文献

[1]Akimoto T, Goto O, Nishizawa T, et al. Endoscopic closure after intraluminal surgery. Dig Endosc 29：547–558, 2017.

[2]Kantsevoy SV, Bitner M, Mitrakov AA, et al. Endoscopic suturing closure of large mucosal defects after endoscopic submucosal dissection is technically feasible, fast, and eliminates the need for hospitalization（with videos）. Gastrointest Endosc 79：503–507, 2014.

[3]後藤修，貝瀬満，岩切勝彦．内視鏡の手縫い縫合法. Gastroenterol Endosc 62：793–802, 2020.

[4]Goto O, Sasaki M, Ishii H, et al. A new endoscopic closure method for gastric mucosal defects：feasibility of endoscopic hand suturing in an ex vivo porcine model（with video）. Endosc Int Open 2：E111–116, 2014.

[5]Goto O, Sasaki M, Akimoto T, et al. Endoscopic hand-suturing for defect closure after gastric endoscopic submucosal dissection：a pilot study in animals and in humans. Endoscopy 49：792–797, 2017.

[6]Goto O, Oyama T, Ono H, et al. Endoscopic hand-suturing is feasible, safe, and may reduce bleeding risk after gastric endoscopic submucosal dissection：a multicenter pilot study（with video）. Gastrointest Endosc 91：1195–1202, 2020.

需要与MALT淋巴瘤相鉴别的梅毒性胃肠炎1例

矢野 庄悟[1]　　丸山 保彦　　吉井 重人
景冈 正信　　大畠 昭彦　　寺井 智宏
星野 弘典　　山本 晃大　　稻垣 圭佑
山田 裕　　　铃木 直之[2]　甲田 贤治[3]
安田 和世　　二村 聪[4]

早期胃癌研究会病例（2019年7月度）
[1] 藤枝市立总合病院消化器内科
〒426-8677 藤枝市骏河台4丁目1-11
E-mail : yanosh05222@outlook.jp
[2] なお消化器内科クリニック
[3] 藤枝市立总合病院病理诊断科
[4] 福冈大学医学部病理学讲座（现 福冈大学筑紫病院病理部·病理诊断科）

摘要●患者为30多岁的男性。自×年3月开始出现上腹疼痛和水样腹泻，在前一医院施行的EGD中见有胃部的溃疡性病变。经病变部活检怀疑为MALT淋巴瘤，转诊到笔者所在医院。通过全身CT、PET-CT确认头颈部和腹腔内的淋巴结肿大。通过上消化道、下消化道内镜检查在胃窦发现广泛的溃疡性病变，在升结肠、横结肠见有糜烂，活检诊断分别为MALT淋巴瘤和非特异性炎症。血清梅毒反应呈阳性，在活检组织的免疫组织化学染色中发现大量的苍白密螺旋体（*Treponema pallidum*）菌体，因此诊断为胃梅毒和大肠梅毒。与MALT淋巴瘤之间的鉴别是一个问题，本病例是1例呈胃和大肠病变的消化道梅毒病例。

■ **关键词** 胃梅毒 大肠梅毒 MALT淋巴瘤 溃疡性病变 活检诊断

前言

梅毒是由苍白螺旋体（*Treponema pallidum*）感染引起的性传染病，近年来以20~39岁的年轻人为中心呈增加的趋势。在梅毒患者中，引起消化道病变的病例约为0.1%，但几乎都是胃病变，大肠病变极为罕见。

此次由于笔者等经治了1例见有大肠梅毒的合并，并且在临床病理学上与黏膜相关性淋巴组织（mucosa-associated lymphoid tissue, MALT）淋巴瘤之间的鉴别很成问题的胃梅毒、大肠梅毒病例，因此结合文献分析加以报道。

病例

患　者：30多岁，男性。

既往史：无特殊。

生活史：去过色情场所，无同性性行为。

现病史：自×年3月上旬开始出现上腹疼痛和5~6次/d的水样腹泻。3月下旬去附近的医院就诊，腹部超声显示胃壁增厚。服用钾离子竞争性酸阻断剂（potassium-competitive acid blocker，P-CAB）7天，症状明显好转。在4月上旬施行的上消化道内镜检查（esophagogastroduodenoscopy，EGD）中，

表1 初诊时的血液生化学检查结果

血常规		ALP	194 IU/L
WBC	6900/μL	BUN	8 mg/dL
RBC	492万/μL	Cre	0.64 mg/dL
Hb	13.8 g/dL	Na	139 mEq/L
Ht	41.9%	K	4 mEq/L
Plt	42万/μL	Cl	103 mEq/L
血象		免疫	
Neut	54.8%	血清幽门螺杆菌 IgG抗体	>100 U/mL
Lymph	26.5%	pepsinogen I	68.8 ng/mL
Mono	8.2%	pepsinogen II	14 ng/mL
Eosino	9.8%	pepsinogen I / II	4.9
Baso	0.7%	感染性疾病	
生化学		HBs抗原	0.04 IU/mL
TP	6.6 g/dL	HCV抗体	（－）
Alb	3.5 g/dL	肿瘤标志物	
T-Bil	0.5 mg/dL	胸苷激酶活性	13 U/L
AST	13 IU/L	sIL-2R	977 U/mL
ALT	8 IU/L	CEA	1.4 ng/mL
LDH	150 IU/L	CA19-9	24.3 U/mL
γ-GTP	15 IU/L		

在胃的胃窦发现溃疡性病变，开始服用质子泵抑制剂（proton pump inhibitor，PPI）。通过内服洛哌丁胺腹泻减少到 1～2 次/d。由于在前一医院内镜检查的病变部活检病理诊断为疑似 MALT 淋巴瘤，为了详细检查，被介绍到本院就诊。

本院初诊时的体征：身高 180 cm，体重 72kg，体温 36.3℃，血压 125/68 mmHg，脉搏 58/min。眼睑结膜无苍白，眼球结膜无黄染，心肺无异常，腹部平坦、柔软，剑突下有轻度的压痛。未触浅表淋巴结。无应特殊记载的皮疹。

初诊时的血液生化检查结果（表1） 见有低白蛋白血症（Alb 3.5 g/dL）及胸苷激酶活性 13 U/L、可溶性 IL-2 受体的升高。另外，血清幽门螺杆菌（*Helicobacter pylori*）IgG 抗体为阳性。

EGD 表现（前一医院施行） 以呈弥漫性发红的胃黏膜为背景，从胃体下部至前庭部见有呈愈合趋势的溃疡性病变（**图1a**）。

胃窦略呈水肿状，但未见明显的狭窄和通过障碍。在胃穹隆部见有褪色的扁平隆起病变（**图1b**）。

在胃底扁平隆起病变的活检中，在黏膜固有层见有高度的小型淋巴细胞和浆细胞浸润，在一部分还见有类似于淋巴上皮性损伤（lymphoepithelial lesion，LEL）的表现（**图1c**）。在免疫组织化学染色（以下简称"免疫染色"）中，CD79a 阳性的 B 淋巴细胞和浆细胞以及 CD20 阳性的 B 淋巴细胞占间质的大部分，被怀疑是 MALT 淋巴瘤。通过取材自前庭部溃疡的活检组织很难鉴别是良性还是恶性。

由于是 MALT 淋巴瘤的疑诊病例，在本院也考虑恶性淋巴瘤而进行了以下的详细检查。

正电子成像计算机体层摄影（positron emission tomography with computed tomography，PET-CT）表现 在双侧颈部淋巴结、双侧腭扁桃体、肝门部淋巴结、腋窝淋巴结见有氟脱氧葡萄糖（fluorodeoxyglucose，

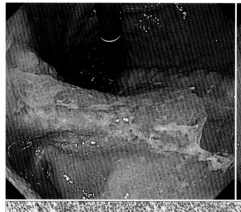

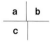

a EGD像（前一医院）。在胃体下部～前庭部的小弯处见有附着白苔的较大面积的溃疡性病变。

b EGD像（前一医院）。在胃穹隆部见有褪色的扁平隆起病变。

c 在黏膜固有层见有密集的淋巴细胞、浆细胞浸润。有一部分浸润于腺管中，类似于淋巴上皮病灶（图像中央）。另外，也有少数的中性粒细胞和嗜酸性粒细胞浸润。

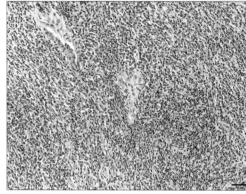

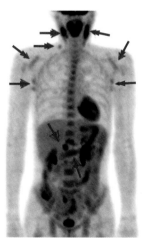

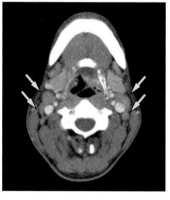

a FDG-PET像。在双侧颈部淋巴结、双侧腭扁桃体、肝门部淋巴结、腋窝淋巴结见有FDG的积聚（红色箭头所指）。

b 造影CT像。见有头颈部淋巴结的肿大（黄色箭头所指）。

FDG）的积聚（SUVmax 8.1，**图2a**）。

全身造影CT表现 见有头颈部淋巴结肿大（**图2b**）、肝及十二指肠系膜淋巴结肿大。未见肝脾肿大。通过CT未能指出胃壁的增厚。

EGD表现（本院施行） 与在前一医院检查时的表现相比胃前庭部的浅糜烂病变缩小，确认有治愈的趋势（**图3a**）。在使用窄带成像（narrow band imaging，NBI）对溃疡底部的放大观察中，在部分区域见有腺管结构的消失，以及伴有扩张和蛇行的血管结构（**图3b**）。没有发现明显的血管口径的不同。

下消化道内镜检查表现 在升结肠和横结肠见有多个附着白苔的浅糜烂性病变（**图3c**）。

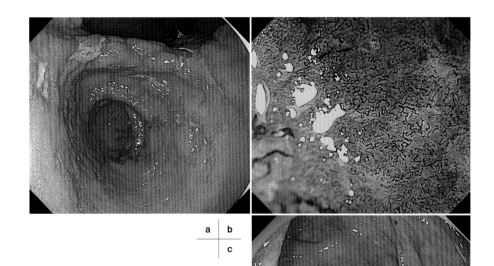

a | b
|
| c

图3

a EGD像（笔者所在医院）。胃前庭部的浅糜烂与在前一医院检查时相比缩小，确认通过PPI治疗有治愈的趋势。

b NBI放大像。在胃角部糜烂的放大观察中，见有腺管结构的消失以及血管的扩张、蛇行，但未见血管口径明显不同。

c 下消化道内镜像（升结肠）。见有多个附着有白苔的浅糜烂。

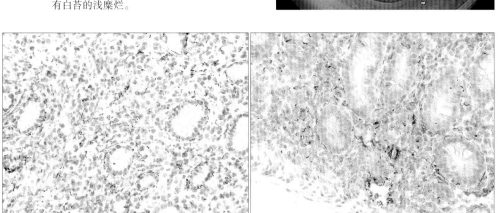

a | b

图4 使用苍白密螺旋体抗体的胃、大肠活检组织的免疫组织化学染色像。在腺管周围和黏膜固有层见有无数个螺旋状的苍白密螺旋体菌体（a：胃；b：大肠）。

关于自糜烂处取材的活检结果，当分别委托两家机构进行诊断时，结果一家机构诊断为MALT淋巴瘤，另一家机构诊断为慢性活动性炎症病灶。大肠糜烂部的活检诊断为：以淋巴细胞和浆细胞为主的非特异性炎症病灶。

上消化道 X 线造影表现 在胃角部～前庭部的小弯侧见有胃壁的变形。尽管见有极轻度的胃壁硬化表现，但胃壁保持伸展性，也未发现在幽门部的通过障碍。

由于在 FDG-PET 中见有向颈部淋巴结的积聚，为了诊断当初被怀疑的恶性淋巴瘤的分期，施行了颈部开放淋巴结活检。活检组织显示大小不同的淋巴滤泡的增生以及滤泡间区域的扩大，被诊断为反应性淋巴滤泡增生

（reactive follicular hyperplasia）。

临床经过　组织病理学诊断分为 MALT 淋巴瘤和非特异性炎症病灶，无法用一种病说明。当再次分析血液检查结果时，在淋巴结活检的术前检查中，快速血浆反应素胶乳凝集反应（rapid plasma reagin latex agglutination，RPR-LA）试验为 97.2，苍白密螺旋体胶乳凝集反应（*T. pallidum* latex agglutination，TPLA）试验为 3,019.9，梅毒血清反应为强阳性，因此高度怀疑是消化道梅毒。当对活检组织用苍白密螺旋体抗体（使用了兔多克隆抗体 IgG 抗体）进行免疫染色时，在前一医院的胃活检组织和本院的大肠活检组织以及颈部淋巴结活检组织中确认有螺旋状的苍白密螺旋体菌体（**图4**），这时就确定了消化道梅毒的诊断。在追加施行的检查中未发现人免疫缺陷病毒（human immunodeficiency virus，HIV）共感染，在大肠活检组织标本中未发现痢疾阿米巴的虫体。

临床概评　小林广幸　福冈山王医院消化内科

　　在早期胃癌研讨会上通过内镜影像展示该病例时，在笔者的脑海中浮现出以幽门螺杆菌所致的活动性胃炎为背景的恶性淋巴瘤等肿瘤性疾病，以及巨细胞病毒性胃炎、梅毒性胃炎等感染性疾病。这时，如果能注意到存在于远离前庭部主病变部位的胃穹隆部的扁平隆起（不是典型的，而是在胃梅毒可观察到的梅毒性黏膜疹样）的话，大概会有助于鉴别诊断。

　　该病例存在的问题是：第一，临床（内镜医生）没有怀疑是梅毒性胃炎，委托了病理医生进行活检诊断；第二，病理活检也因为胃梅毒本身是一种极其罕见的疾病，而误诊为黏膜相关性淋巴组织（mucosa-associated lymphoid tissue，MALT）淋巴瘤，导致了此后的正电子成像计算机体层摄影（positron emission tomography with computed tomography，PET-CT）中的淋巴结肿大→淋巴结活检等反复进行过度的侵袭性检查的结果。如果临床医生施行了快速的血清梅毒检查，并在活检结论中加上是强阳性的话，病理医生应该是通过梅毒特殊染色很容易做出确定诊断的。

　　这样的从临床到病理"误诊了又误诊的病例本来应该是很罕见的"，但实际上在该病例的几个月前，在地方性研讨会的病例发表中，刚刚经治过 1 例有着完全同样的临床过程的梅毒性胃炎（通过 PET-CT 误诊为全身性恶性淋巴瘤→在化疗之前的感染性疾病诊断中血清梅毒反应为强阳性→通过胃活检组织特殊染色得到确诊）。另外，在 2018 年的日本胃肠病学会周（JDDW）上也有 1 例病例报道，通过临床（内镜）和病理学（活检）被诊断为胃硬癌，在术前的常规检查中梅毒血清反应为强阳性→重新评估中通过特殊活检被确诊为胃梅毒。

　　最近，由于入境游客增多等原因导致的色情场所的乱象，日本的早期梅毒患者数量在急剧增加，虽然可以说是罕见的疾病，但今后并不是完全没有遇到梅毒性胃炎的机会。该病例可以说是一个让我们了解梅毒性胃炎的特征和梅毒性黏膜疹的概念，并给我们敲响了警钟的象征性的病例。

　　最后，虽然以前笔者也报道过在盲肠伴有淋巴滤泡样病变的梅毒性胃肠炎，但该病例却是在盲肠上伴有被误认为是典型的阿米巴性结肠炎的由小溃疡构成的梅毒病变。确实也有被误认为是恶性淋巴瘤的胃病变，正如该论文作者等所说的那样，梅毒这一感染性疾病确实是"great imitator"。

在复诊时的身体检查中虽然未能确认明显的皮疹和黏膜疹，但根据呈消化道病变这一点判断为2期梅毒，给予氨苄西林1500mg/d，持续用药了8周。在给药后3个月的血液检查中，RPR-LA为12.3，确认降至前一次检查值的1/4以下，判断驱梅治疗成功。在治疗后施行的上消化道和下消化道内镜检查中，确认了黏膜糜烂表现的消失和溃疡的瘢痕化。另外，通过这种治疗，血清幽门螺杆菌IgG抗体也转为阴性。

讨论

胃梅毒是在1834年由Andral首次报道的疾病，随着梅毒感染者的增加和疾病概念的渗透在日本也有文献报道增加的趋势。梅毒是苍白密螺旋体菌体通过性交所致的黏膜接触而感染，经过10～90天的潜伏期后发病。根据感染时期和临床表现可分为1期梅毒、2期梅毒、潜伏梅毒、晚期梅毒，胃梅毒和大肠梅毒多作为2期梅毒的消化道症状被发现，据报道其发生率约为0.1%。作为其致病机制，推测有因苍白密螺旋体菌体的血行性全身播散在黏膜引起炎症的机制，以及因局部缺血导致的黏膜上皮组织脱落而形成溃疡和糜烂的机制。

胃梅毒的内镜表现，以在胃前庭部到胃体下部见有不规则形的糜烂和浅溃疡具有愈合趋势为特征。表现多为非特异性的，但有时在胃体部产生类似于梅毒疹的褐色的扁平隆起病变，对于胃梅毒来说是比较特殊的表现，本病例在前一医院的内镜检查中也见有扁平隆起病变。在X线透视表现中，反映在前庭部可观察到的全周性糜烂溃疡病变，从前庭部至幽门部呈双侧对称性的漏斗状狭窄表现。另外，由于呈现出幽门部的广泛性硬化表现和狭窄表现，需要与胃硬癌和恶性淋巴瘤等相鉴别，而不易伴有通过障碍和梗阻表现以及呈对称性这些特征有助于与恶性肿瘤之间的鉴别。

作为大肠梅毒的表现，有作为1期梅毒的直肠病变和作为2期梅毒在整个结肠可观察到的病变。作为2期梅毒的结肠梅毒的表现，多报道发生于直肠以外的右侧结肠，其形态为类

病理概评 | 二村 聪　福冈大学医学部病理学讲座（现福冈大学筑紫医院病理部·病理诊断科）

该病例是在胃、大肠形成病灶的2期梅毒。最初，胃活检是黏膜相关性淋巴组织（mucosa-associated lymphoid tissue，MALT）淋巴瘤疑诊病例。如果在病理诊断委托函上明确写为梅毒疑诊的话，病理学诊断的过程或许会有所不同。下面笔者从病理医生的角度回顾组织病理学表现的特征，阐述注意事项。

在胃活检组织中，在黏膜固有层（间质）伴有高度且弥漫性的小淋巴细胞、浆细胞浸润，部分胃小凹因细胞浸润而变形。乍一看，很容易与呈浆细胞分化的MALT淋巴瘤相混淆，但在间质的小血管周围和小凹上皮基底部附近有大量中性粒细胞浸润，对于诊断为MALT淋巴瘤来说缺乏细胞构成的单一性。

此时也许就能鉴别和排除MALT淋巴瘤了。最重要的是，不要将梅毒胃病灶的间质和向上皮（实质）的小淋巴细胞、浆细胞浸润灶误诊（misdiagnosis）为MALT淋巴瘤。中性粒细胞浸润明显的情况下更是如此。另外，该病例很难说是淋巴瘤的好发年龄，患者年龄也可以作为诊断的参考。如果在镜检中怀疑是梅毒这一诊断名，应立即向临床医生询问患者的生活史及是否有感染的线索。

在病理诊断的关键——临床信息不足的情况下，来自病理医生的积极询问也是很重要的。从双方的对话中得到的信息在很多情况下直接关系到诊断。我们有必要重新认识到这一点。

似于淋巴滤泡样小隆起的病变、牛皮癣样黏膜、糜烂和小溃疡。本病例为多发于右侧结肠的附着有白苔的浅糜烂形态。其与阿米巴性结肠炎之间的鉴别常常是一个问题，但根据在本病例的活检组织内未能观察到阿米巴虫体，在免疫组织化学染色中苍白密螺旋体为阳性，并且在未使用抗原虫药物而只通过抗梅治疗即获得黏膜表现的改善，判断为梅毒性的黏膜病变。

活检组织内的苍白密螺旋体菌体的证明对于消化道梅毒的确诊最为重要。在菌体的证明上，除了传统的镀银染色（Warthin–Starry 法）外，还有利用苍白密螺旋体抗体的免疫染色和通过聚合酶链反应（polymerase chain reaction，PCR）法来证明梅毒基因的方法。在组织病理学上，虽然根据炎症的不同时期可以呈现出多种多样的表现，但在呈显著的浆细胞浸润的情况下，将梅毒作为鉴别对象是很重要的。另一方面，不把这种浆细胞浸润灶误诊为呈浆细胞分化的 MALT 淋巴瘤是很重要的，可以说这正是活检病理诊断的隐患（pitfall）。伴有小血管周围性的中性粒细胞浸润，以及成熟淋巴细胞和浆细胞的比例高，未观察到 κ 链和 λ 链的偏倚（轻链限制）等是否定 MALT 淋巴瘤的病理学根据。

在治疗上，多以抗梅疗法为准。在性病学会的性病诊断和治疗指南 2016 版中，推荐口服合成青霉素 1500 mg ×3 次 / d；作为应对 2 期梅毒病期的疗程，推荐 4 ～ 8 周的治疗。治疗效果的判定是梅毒血清反应的 RPR 降低到治疗前值的 1/4 以下。

本病例通过药物治疗梅毒已治愈，同时幽门螺杆菌也被清除了。在笔者所在医院第一次施行的内镜检查中，与前一医院的检查结果相比，溃疡性病变通过 PPI 治疗虽然有改善趋势，但尚未形成瘢痕，在梅毒治疗后完全治愈了。笔者认为，当初病变的形成与梅毒和幽门螺杆菌两者有密切的关系。

梅毒也被称为"great imitator"，在临床上是呈现多种表现型的感染性疾病。作为临床表现，伴有梅毒疹的病例很容易诊断，但对于不表现梅毒的皮肤症状，仅以剑突下疼痛、恶心等消化系统症状为主诉而来就诊的病例，诊断则并不容易。临床医生有必要了解内镜表现和 X 线透视表现的特征，根据临床表现将梅毒作为鉴别对象，在向病理医生提供适当信息的同时进行诊疗，这一点是极为重要的。

结语

笔者等经治了 1 例被怀疑为 MALT 淋巴瘤的消化道梅毒病例。关于梅毒的诊断，笔者认为对梅毒的临床表现及其特征的了解和向病理医生的信息提供是极为重要的。

参考文献
[1]Andral G. Clinique Med. Paris, 3rd ed, Louis Castel, Montpellier, p 201, 1834.
[2]Neville DY, John RL. Infections of the Stomach and Duodenum. Haubrich WS, Schaffner F, Berk JE（eds），Bockus Gastroenterology, 5th ed. WB Saunders, Philadelphia, p 809, 1995.
[3]Maruyama M, Hayakawa H, Nishizawa M, et al. Gastric lesions associated with secondary syphilis: a case suspected of gastric sarcoma by X–ray and endoscope. 胃と腸 3: 195–202, 1968.
[4]Palmer ED. Clinical Gastroenterology, 2nd ed. Harper & Row, New York, pp 154–156, 1963.
[5]堺勇二，渕上忠彦，平川雅彦，他．梅毒の上部消化管病変．胃と腸 29: 1401–1410, 1994.
[6]小林広幸，渕上忠彦．細菌性感染症—消化管梅毒．胃と腸 37: 379–384, 2002.
[7]小林広幸，渕上忠彦，福島範子，他．胃梅毒の2例—第2期梅毒性皮疹との形態学的類似性について．胃と腸 26: 545–551, 1991.
[8]小林広幸，堺勇二，蔵原晃一，他．消化管梅毒．消内視鏡 21: 382–386, 2009.
[9]千野早苗，正田健，萩原典和，他．梅毒性胃腸炎の一症例．日大医誌 61: 171–175, 2002.
[10]仲本雅子，竹馬彰，根津真司，他．酵素抗体法によって確定診断を得た胃梅毒の1例．ENDOSCOPIC FORUM for digestive disease 19; 45–51, 2003.
[11]2016ガイドライン委員会．性感染症診断・治療ガイドライン2016．日性感染症会誌 27（Suppl）: 46–50, 2016.

Summary

Gastric Syphilis with a Colonic Lesion Pathologically Similar to Mucosa–associated Lymphoid Tissue (MALT) Lymphoma, Report of a Case

Shogo Yano[1], Yasuhiko Maruyama,
Shigeto Yoshii, Masanobu Kageoka,
Akihiko Ohata, Tomohiro Terai,
Hironori Hoshino, Kodai Yamamoto,
Keisuke Inagaki, Yutaka Yamada,
Naoyuki Suzuki[2], Kenji Koda[3],
Kazuyo Yasuda, Satoshi Nimura[4]

A man in his 30s presented with epigastric pain and watery diarrhea. Endoscopic examination performed by the clinic showed multiple gastric ulcers. The lesion was diagnosed as a mucosa–associated lymphoid tissue lymphoma based on histopathological examination of the biopsy specimen. Computed tomography and positron emission tomography–computed tomography revealed the swelling of lymph nodes in the patient's head and neck. Endoscopic examination showed shallow ulcers at the antrum of the stomach, as well as multiple erosions of the ascending colon and transverse colon. Pathological examination of repeated biopsied specimens could not differentiate mucosa–associated lymphoid tissue lymphoma from nonspecific inflammation. Additional serological testing for syphilis was positive, and immunohistochemical examination for Treponema pallidum revealed infiltration of T. pallidum in biopsy specimens from the stomach and colon. Based on serological examination and pathological immunoassay, the patient was diagnosed with gastric and colonic syphilis and syphilis eradication therapy was performed. The patient achieved complete remission and remains in good condition with no evidence of recurrence.

[1]Department of Gastroenterology, Fujieda Municipal General Hospital, Fujieda, Japan.
[2]Nao Gastroenterology Clinic, Fujieda, Japan.
[3]Department of Pathology, Fujieda Municipal General Hospital, Fujieda, Japan.
[4]Department of Pathology, Faculty of Medicine, Fukuoka University, Fukuoka, Japan.

编辑后记

平泽 大 仙台厚生病院消化器センター消化器内科

有读者会遇到过下面的情况吧？拿着医院转诊介绍信的患者来到了门诊，在儿女的搀扶下步履蹒跚；耳朵也背了，回答问题也不如意。患者是80多岁的男性。乍一看给人一种"好像很难手术"的印象。胃癌有可能是SM癌，"虽然可以施行ESD，但不管怎么样也是手术，患者能够承受得了手术吗？"抱有这样的疑问。在术前检查中，心功能和呼吸功能是意外地好，这就放心了，"患者好像应该能够承受得了手术！"但当向家属建议手术时，他们都露出了惊讶的表情，大概是在想"我父亲能承受得了手术吗？"老人家说："都这把年纪了，就不要给我开腹了！"

是不是还有读者经常遇到这样的情况呢？备选方案有：①随访观察；②因是cN0病变，施行ESD；③说服患者以后施行外科切除。与患者和家属商量到最后虽然是选择了其中的一项，但无论是选择哪一项都不知道正确的答案。

正是由于希望能够编写出一本引导大家尽量解决上述问题的书，我们策划了本书。负责策划本书的是小野、新井和平泽。研究的重点是：①对适应证病变/适应证扩大病变是否施行ESD；②对相对适应证病变选择随访观察、内镜切除、外科切除中的哪一种。

首先，在本书的序言中以科学根据为基础，阐述了治疗的益处和风险的概率是多少可以被允许。作为阅读主题论文前的准备，序言是必读的。在新井医生的论文中，明确地展示出高龄者早期胃癌的临床病理学特征。五十岚医生的论文指出，虽然不同年龄段的ESD的偶发性并发症发生率没有差异，但一旦发生偶发性并发症就需要更长时间的住院治疗，尤其是需要注意服用抗血栓药物者。岸田医生的论文详细展示了ESD相对适应证患者的短期效果和长期效果。性别和预后营养指数（prognostic nutritional index，PIN）作为预测预后的因素是有用的。作为源自高容量中心（high volume center）的报道，就3个临床研究机构的高龄者ESD情况进行了报道。当读各论文的病例报道时，发现论文的作者们展示了涉及全身的病例和令人感到很棘手的病例等，再次浮现出该领域选择治疗方法的难度。这其中，胁医生的论文、宫原医生的论文中提出，PIN作为ESD后的预后预测因素是有用的；布部医生的论文中提出，综合风险因素（comprehensive risk factor，CRS）作为外科治疗后的预后预测因子是有用的。作为主题研究，关口医生的论文介绍了目前正在进行的前瞻性多中心研究；在话题栏目中，后藤医生的论文介绍了一种预防术后出血的内镜下手工缝合法（EHS）。包括非常宝贵的主题病例的报道在内，无论哪一篇论文都是各作者的心血力作。

尽管每读进去一篇论文就会对下次再诊疗高龄胃癌患者时作为决定治疗方针的依据稍微增加一点自信，但仍然还是为能否做出正确的选择而感到不安。尽管如此，我还是希望各位读者能把本书作为漫漫长夜之友，埋头阅读各作者的力作，向其询问"癌""治疗""生存""幸福"等问题的答案。

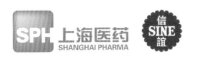
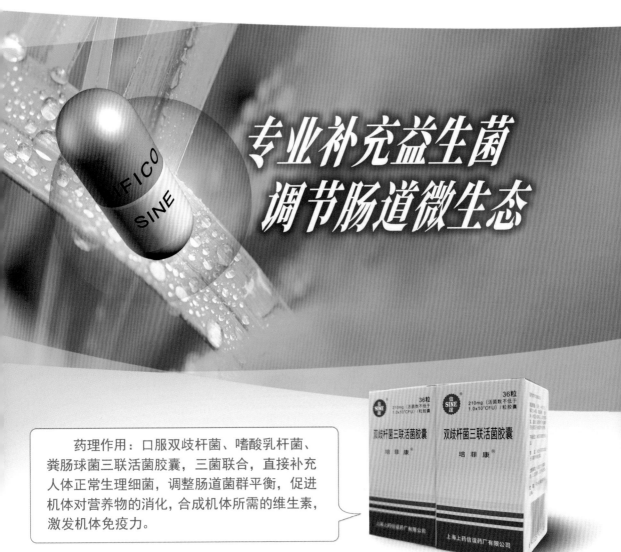

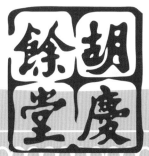

创始于1874年

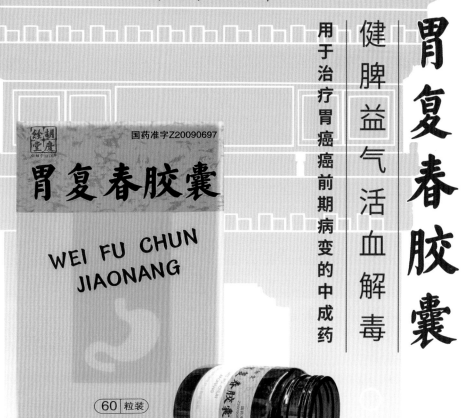

胃复春胶囊

健脾益气 活血解毒

用于治疗胃癌癌前期病变的中成药

国药准字Z20090697

胃复春胶囊

WEI FU CHUN JIAONANG

60 粒装

杭州胡庆余堂药业有限公司

【成　　分】红参、香茶菜、枳壳(炒)。
【功能主治】健脾益气，活血解毒。用于治疗胃癌癌前期病变、胃癌手术后辅助治疗、慢性浅表性胃炎属脾胃虚弱证者。
【规　　格】每粒装0.35g。
【用法用量】口服。一次4粒，一日3次。
【包　　装】口服固体药用高密度聚乙烯瓶。60粒/瓶，1瓶/盒。
【批准文号】国药准字Z20090697
【不良反应】详见说明书。
【禁　　忌】禁止与含藜芦药物同服。
企业名称：杭州胡庆余堂药业有限公司
生产地址：杭州余杭经济技术开发区新洲路70号
传真号码：0571-86993828
注册地址：杭州余杭经济技术开发区新洲路70号
邮政编码：311100
电话号码：0571-86992277(总机)
网　　址：http://www.hqyt.com

国药准字Z33020174
浙药广审（文）第250401-00420号

养胃颗粒
YANGWEI KELI

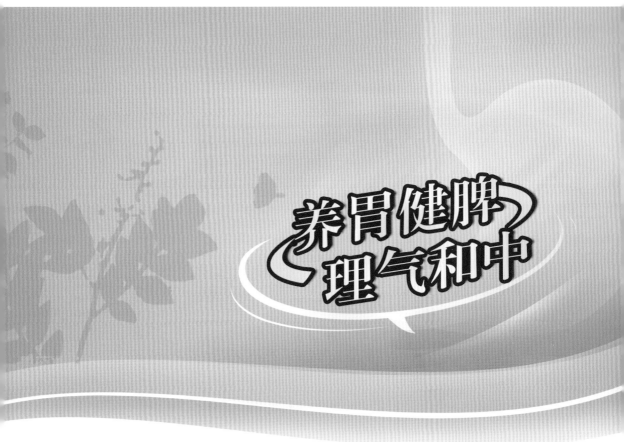

养胃健脾
理气和中

⮞ 用于

· 脾虚气滞所致的胃痛，症见胃脘不舒　· 胀满疼痛
· 嗳气食少　· 慢性萎缩性胃炎见上述证候者。

【成分】炙黄芪、党参、陈皮、香附、白芍、山药、乌梅、甘草。

【禁忌】本品不宜与含有藜芦、海藻、京大戟、红大戟、甘遂、芫花成分的中成药同用。

【不良反应】应用本品时可能出现腹泻、恶心、呕吐、腹痛、皮疹、瘙痒等不良反应。

请按药品说明书或者在药师指导下购买和使用

广告

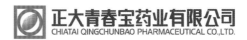
正大青春宝药业有限公司
CHIATAI QINGCHUNBAO PHARMACEUTICAL CO.,LTD.